Brigitte-Diät

Brigitte Diät

Das 1000-Kalorienprogramm zum Schlankwerden und Schlankbleiben mit 400 neuen Rezepten.

Von Helga Köster

Ein Brigitte-Buch
im Mosaik Verlag

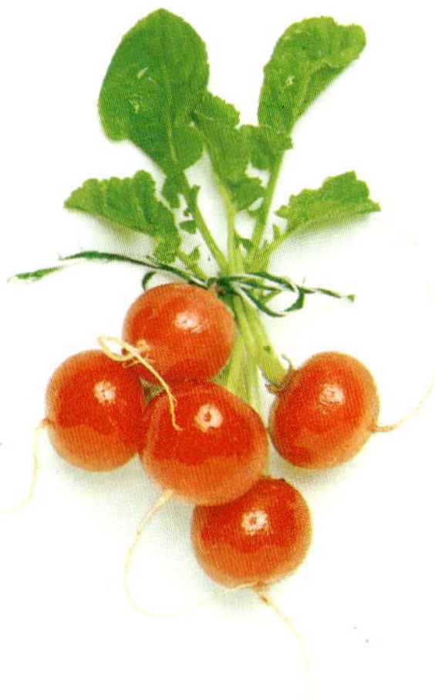

Der richtige Weg zur guten Figur *7–35*

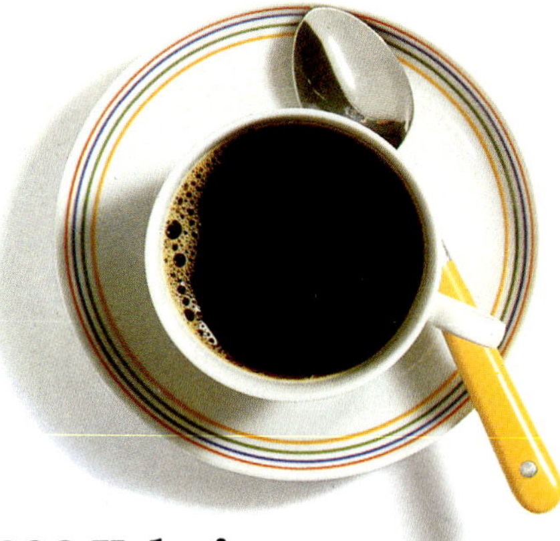

Frühstück mit 200 Kalorien *37–61*

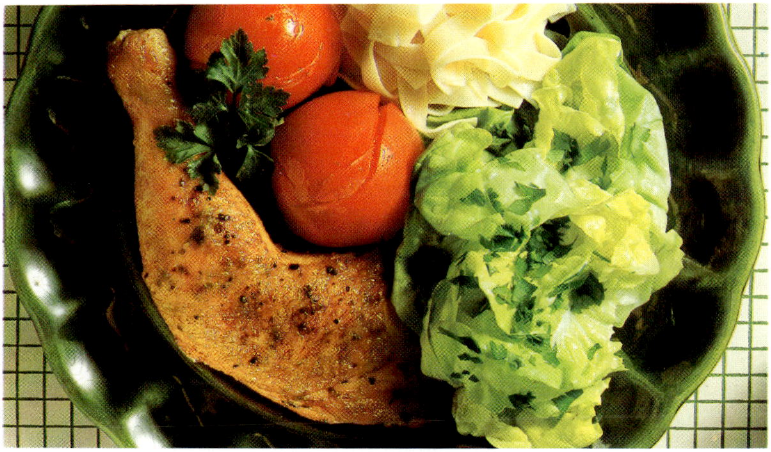

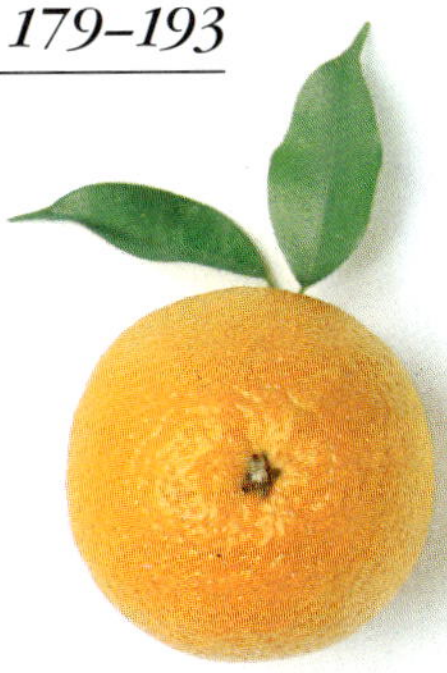

Helga Köster, 1939 in Berlin geboren, studierte Werbung in New York und Köln. Seit 1965 ist sie Redakteurin bei der Brigitte und verantwortlich für die Brigitte-Diät. Ihr erstes Diät-Buch erschien 1972 und wurde zum Bestseller – mit 1,5 Millionen Auflage.

Herausgeber: Peter Brasch
Lektorat/Redaktion: Gisela Schaumann-Dunkhase
Gestaltung: Dietmar Meyer, Ekkhart Blunck,
Fotostyling: Marlies Klosterfelde
Fotos: Ortwin Möller
Satz: Alster-Lichtsatz GmbH, Hamburg
Produktion: Jürgen Schmidt, Druckzentrale G+J
Druck: Mohndruck, Graphische Betriebe GmbH, Gütersloh

Printed in Germany, ISBN 3-576-06999-2

Trösten Sie sich, Sie sind nicht allein mit Ihren überflüssigen Pfunden. Jeder Dritte in Deutschland ist zu dick, und jeder Zweite kämpft mit den Kilos.
Nur wenige haben Glück und kein Gramm zu viel. Für sie ist dieses Buch nicht gemacht.
Es sei denn, Sie kochen gern und haben Spaß an neuen Rezepten.
Aber wer sich nun einmal entschlossen hat, etwas gegen die überflüssigen Pfunde zu unternehmen, ist mit diesem Buch auf dem besten Weg zur Traumfigur. Hier wird das Abnehmen eher zur Lust als zur Last, und obendrein lernen Sie dabei: Sie legen schlechte Eßgewohnheiten ab – die meistens Ursache für Übergewicht sind – und nehmen neue, bessere an.
Mit Hungern hat das nichts zu tun. Sie dürfen essen, worauf Sie gerade Appetit haben – und das fünfmal am Tag.
Und damit Sie nicht ihre Freizeit in der Küche verbringen, sind die Gerichte so einfach zuzubereiten, daß Sie schon aus diesem Grund lieber nach Brigitte-Diät kochen werden, als in Ihrem gewohnten Stil. Und wer nicht nur auf seine üppige Taille, sondern auch noch auf eine knappe Kasse Rücksicht nehmen muß, kommt auch auf seine Kosten.
Also, Sie sparen Zeit, Sie sparen Geld, und am Ende bekommen Sie auch noch Ihre langersehnte Traumfigur.

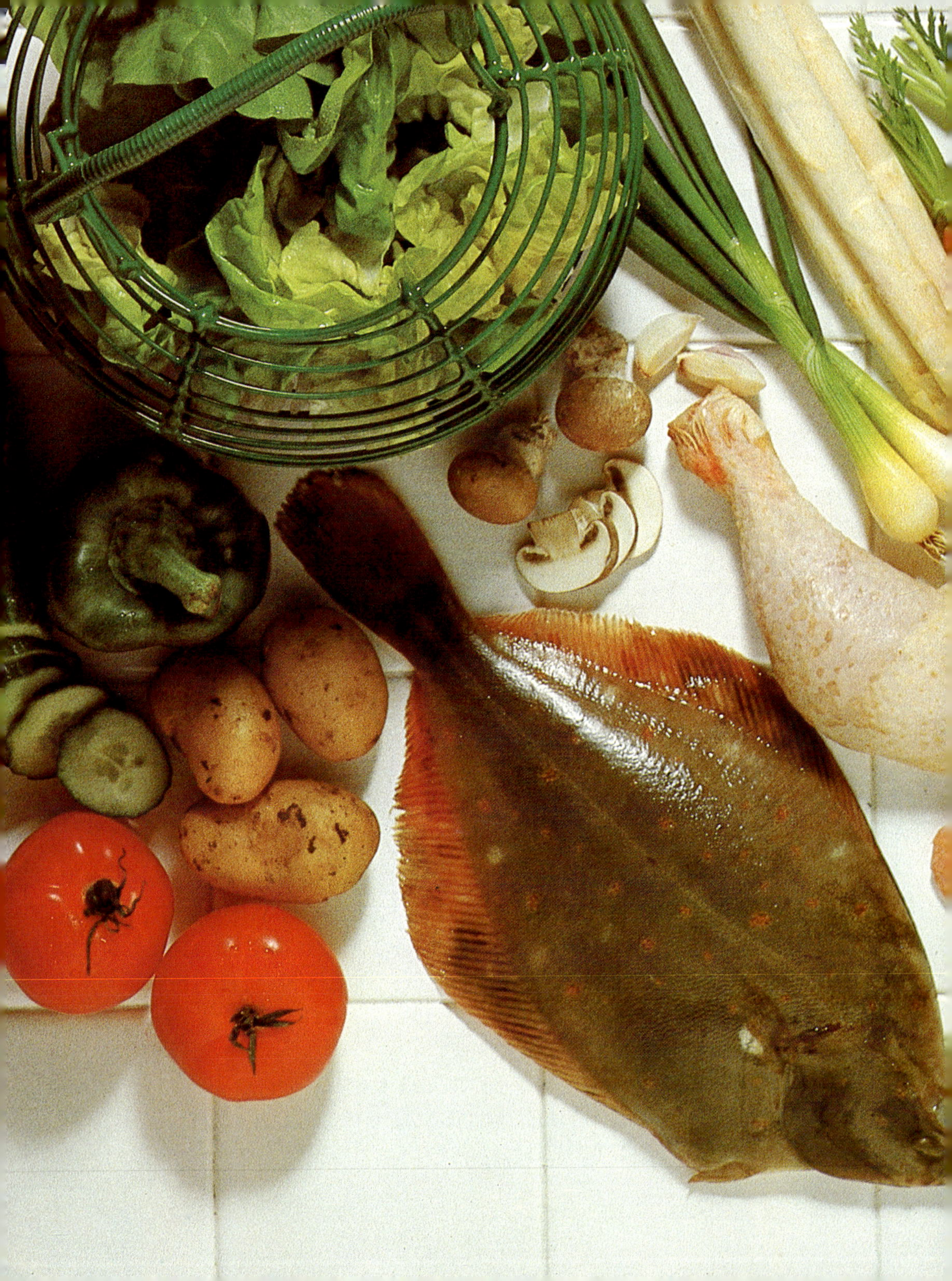

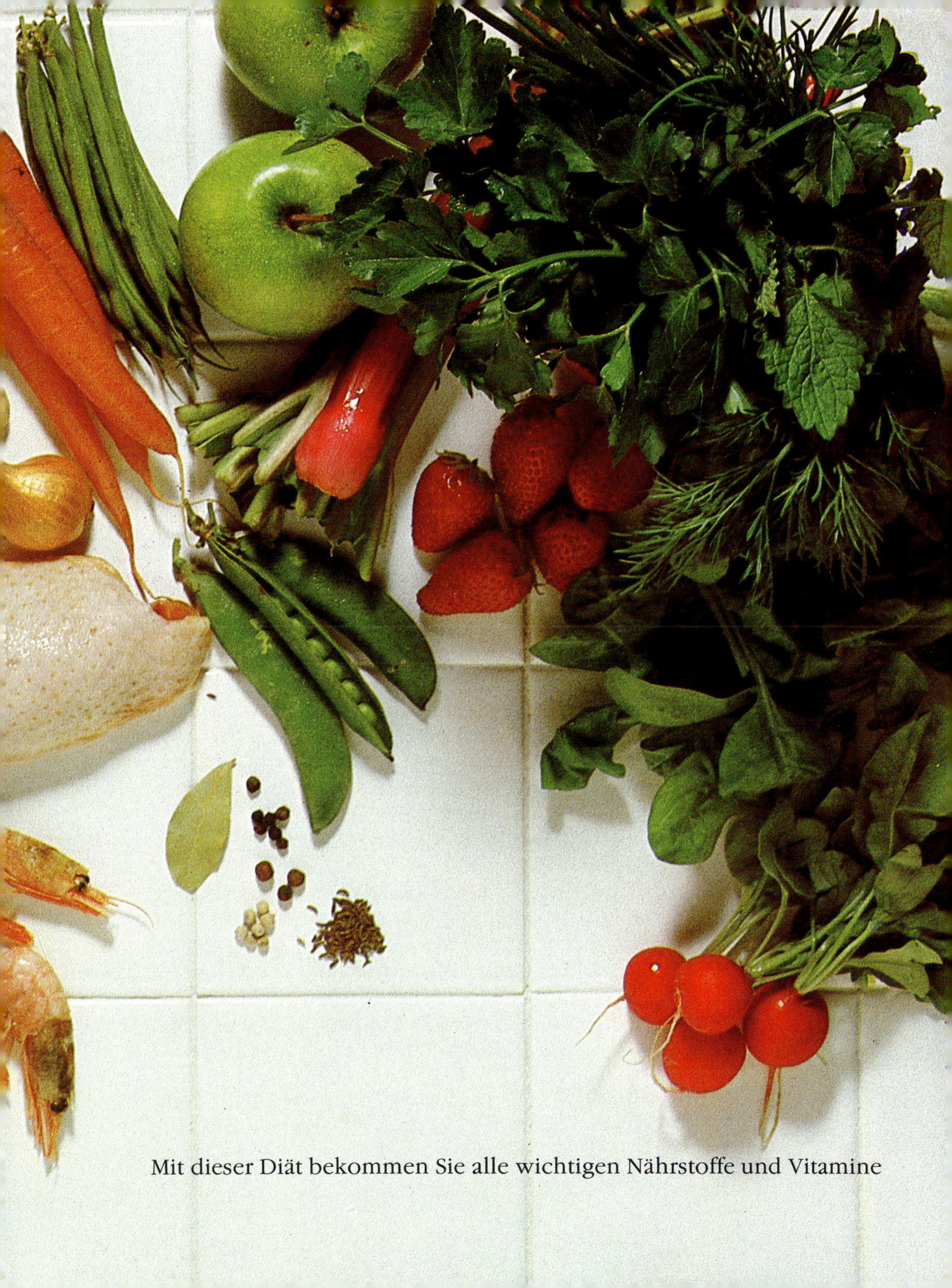

Mit dieser Diät bekommen Sie alle wichtigen Nährstoffe und Vitamine

Ein Pfund gesellt sich zum anderen

Menschen reagieren völlig unterschiedlich bei Belastungen, wie zum Beispiel Streß, Ärger oder Langeweile. Den einen vergeht der Appetit dabei, die anderen versuchen, sich mit Essen schwierige Situationen zu erleichtern. Das sind auch die Leute, die mit etlichen Kilo zu viel aus solchen Krisen wieder herauskommen. Bei Kummer oder Schmerz fallen Sie in kindliche Gewohnheiten zurück: Sie trösten sich mit Schokolade oder Bonbons. Und da das Leben nun mal aus Höhen und Tiefen besteht, gibt es häufig Situationen, in denen die Trostsuchenden dazu neigen, mehr zu essen, als ihnen eigentlich guttut.
Die gleiche Gruppe neigt auch dazu, ständig ihren Appetit zu überschätzen. Im Nu ist eine Portion verschwunden, die glatt für zwei gereicht hätte. Bevor überhaupt das Gehirn „Halt! Stop! Ich bin satt!" funken kann, ist der Teller schon leer. Etliche Kalorien haben wieder Gelegenheit, sich auf den Hüften niederzulassen. Dicke essen schneller als Dünne. Sie essen sogar auch, wenn sie keinen Hunger haben. Sie reagieren viel stärker auf Außenreize als Dünne. Allein der Duft aus einem Bäckerladen läßt sie vom Weg abkommen, einen Abstecher in den Laden machen und mit einem Mandelhörnchen herauskommen, obwohl sie vielleicht gerade gegessen haben und eigentlich satt sein müßten. Und wenn das mehrere Male am Tage passiert, summieren sich die überflüssigen Nahrungsmengen. Noch ein weit verbreiteter Fehler: Dicke essen meist das Falsche. Mit traumwandlerischer Sicherheit greifen sie zu Dickmachern, um die Dünne ganz von selbst einen großen Bogen machen. All diese Angewohnheiten haben sich in der frühesten Kindheit eingeschlichen. Übergewicht wird nicht vererbt, es wird in Form

von schlechten Eßgewohnheiten anerzogen. Und das hat einen Vorteil: Alles, was man sich angewöhnt, kann man sich auch wieder abgewöhnen.

Stürzen Sie sich einfach ins Diät-Vergnügen

Es nützt nicht viel, wenn Sie sich jetzt hinsetzen und sich vornehmen: Ich will nicht mehr so viel essen. Ich will nicht mehr so schnell essen. Ich will nicht mehr so falsch essen. Spätestens in der nächsten Krise haben Sie Ihre guten Vorsätze vergessen. Jetzt ist es zunächst einmal wichtig, daß Sie darüber nachdenken, warum Sie gern schlanker sein möchten. Vielleicht, weil Sie sich dann hübscher anziehen können? Oder weil Sie sich in Ihrer Haut wohler fühlen? Weil Sie Angst um Ihre Gesundheit haben? Oder weil Sie es einfach lästig finden, schon bei der kleinsten Anstrengung aus der Puste zu geraten? Finden Sie Ihr ganz persönliches Motiv heraus und beschließen Sie einfach: Das will ich erreichen, und das schaffe ich auch. Der nächste Schritt: Stürzen Sie sich in die Diät. Denn ohne Diät geht erst einmal gar nichts. Da weicht kein Gramm. Wenn Sie aber an den Start gehen und sich an die Diät-Spielregeln halten (die bei dieser Diät höchst einfach sind), dann purzeln die Pfunde schneller, als Sie es sich je erträumt haben. Sie merken auch sehr bald, was Sie früher alles falsch gemacht haben. Sie kommen Ihren Fehlern auf die Spur. Sie lernen um – und das ganz einfach durch die Praxis.

Und wenn Sie trotzdem mal in ein Tief geraten, dann werfen Sie die Flinte nicht gleich ins Korn. Denken Sie daran, was Sie erreichen wollen, und bestrafen Sie sich nicht mit einem Rückfall in alte Eßgewohnheiten, der den Zeiger der Waage zum Zittern bringt. Wenn die Krise nicht ohne Essen zu überwinden ist, dann schlagen Sie das letzte Kapitel mit den Zwischenmahlzeiten auf. Suchen Sie sich eine heraus, auf die Sie im Moment so richtig Lust haben, und genießen Sie sie. Machen Sie aber keinen schlechten Kompromiß. Essen Sie nie etwas, was zufällig gerade im Kühlschrank steht, was Sie aber normalerweise gar nicht besonders mögen. Für einen schlechten Ersatz brauchen Sie Ihre guten Vorsätze wirklich nicht über Bord zu werfen.

Das sind die Spielregeln für die neue Brigitte-Diät

In diesem Buch finden Sie vier Gruppen von Rezepten:

Rezepte fürs Frühstück mit 200 Kalorien.
Rezepte fürs Mittagessen mit 400 Kalorien.
Rezepte fürs Abendessen mit 200 Kalorien.
Rezepte für Zwischenmahlzeiten mit 100 Kalorien.

Jeden Tag dürfen Sie sich ein Frühstück, ein Mittagessen und ein Abendessen ganz nach Lust und Laune heraussuchen. Wichtig ist nur, daß Sie die Gerichte genau so zubereiten, wie es in den Rezepten beschrieben ist. Tauschen Sie nichts aus, und verändern Sie auch nicht die Mengen. Damit die Abstände zwischen den Hauptmahlzeiten nicht zu groß werden, leisten Sie sich vormittags und nachmittags eine Zwischenmahlzeit. Dafür finden Sie eine ganze Reihe von Vorschlägen – von ganz schnellen Happen bis hin zu kleinen Gerichten.
Mit diesen drei Hauptmahlzeiten und den beiden Zwischenmahlzeiten nehmen Sie täglich genau 1000 Kalorien zu sich. Und damit Sie dabei gesund und munter bleiben, haben wir darauf geachtet, daß Sie viel Eiweiß, ein Mindestmaß an Kohlenhydraten und so wenig wie möglich Fett zu sich nehmen. Außerdem haben wir die Diät auch so zusammengestellt, daß Sie alle Vitamine und Mineralstoffe bekommen, die Ihr Körper braucht.

Diese Tauschgeschäfte sind erlaubt

Wer morgens schon früh das Haus verläßt und nicht gern um diese Zeit ausgiebig ißt, sollte sich sein Frühstück mit an den Arbeitsplatz nehmen. Stürzen Sie aber nicht mit leerem Magen los, essen Sie zu Haus noch eine Kleinigkeit aus dem Programm der Zwischenmahlzeiten. Verlegen Sie einfach das Frühstück auf den späten Morgen, und ziehen Sie die erste Zwischenmahlzeit vor.
Wer vormittags auf seine Zwischenmahlzeit verzichten kann, darf sie sich zum Nachtisch beim Mittagessen leisten.
Wer den Nachmittag ohne Zwischenmahlzeit gut übersteht, kann sein Abendessen um 100 Kalorien erweitern, wie zum Beispiel eine Suppe vorweg oder einen süßen Happen hinterher. Natürlich immer nach einem Rezept aus dem Programm der Zwischenmahlzeiten.
Dann gibt's sicherlich noch einige Diätler, die todunglücklich sind, weil sie bei einer Diät auf sämtliche alkoholischen Getränke verzichten müssen. Und da macht auch diese Diät keine Ausnahme. Aber weil Verbote immer dazu reizen, sie zu durchbrechen, sei eine Ausnahme erlaubt: Wer abends nicht ohne sein Bier oder seinen Schoppen auskommt, darf eine Zwischenmahlzeit auslassen und dafür sein Bier trinken. Getränke, die in solchen Fällen ausnahmsweise eingetauscht werden dürfen, finden Sie mit genauen Mengenangaben am Ende der Zwischenmahlzeiten. Eine Warnung: Damit wird Ihnen wirklich nur der kleine Finger gereicht, also greifen Sie nicht gleich zur ganzen Hand, beziehungsweise zur ganzen Kiste Bier. Denn das wäre das Ende Ihrer Schlankheitskur.

Wer darf die Diät machen?

Die Antwort ist einfach: Jeder, der unter Übergewicht leidet – Frauen, Männer, aber auch Kinder und ältere Menschen. Da eine Diät immer ein Eingriff in den Organismus ist, sollten Sie sich vorher von einem Arzt untersuchen lassen und ihn fragen, ob er bei Ihrem derzeitigen Gesundheitszustand etwas gegen diese Diät einzuwenden hat. Es könnte sein, daß Sie eine Krankheit haben, die bisher noch gar nicht bemerkt worden ist. Die Diät kann sich unter Umständen negativ auf deren Verlauf auswirken. Bei einer Nieren- oder Leberstörung könnte das zum Beispiel der Fall sein.

Kinder und Jugendliche, die noch nicht in der Pubertät sind, dürfen diese Diät nur unter Kontrolle eines Arztes machen. Wichtig ist dabei, daß sie in verstärktem Maße Gerichte zu sich nehmen, die Milchprodukte enthalten. Darin steckt das meiste Kalzium. Und das ist wichtig für das Wachstum.

Schwangere dürfen erst nach der Stillzeit wieder an die Diät denken.

Wie lange darf man die Diät machen, und wieviel Kilo nimmt man ab?

Diese Diät enthält alles, was Ihr Körper braucht. Darum können Sie so lange dabeibleiben, bis Sie Ihr Traumgewicht erreicht haben. Bei manchen drücken nur zwei Kilo, andere haben 20 zu viel. Der Abnahmerekord, der mit der Brigitte-Diät erzielt worden ist und von dem wir wissen, liegt bei 65 Kilo. Wenn Sie sich konsequent an diese Diät halten, dann schwindet ein Kilo nach dem anderen, gerade mit der richtigen Geschwindigkeit, die der Körper noch gut verkraften kann. In den ersten 14 Tagen gibt es einen richtigen Gewichtsrutsch, manchmal bis zu zehn Kilo. Das ist aber kein echter Fettverlust. Hier wird nur Wasser ausgeschieden. Danach geht's an die Reserven – an die Rettungsringe und Speckpölsterchen. Im Durchschnitt bauen Sie von diesen Reserven ein Kilo pro Woche ab. Sobald Sie es aber mit Ihrem Kernspeck zu tun haben, geht es nur noch grammweise voran. Manchmal kann auch ein Stillstand eintreten. Dann rückt und rührt sich nichts für einige Wochen. Das ist kein Grund aufzugeben. Machen Sie weiter mit der Diät, bis Sie Ihr Traumgewicht erreicht haben. Jeder Abbruch wirft Sie wieder weit zurück!

Muß man das Idealgewicht erreichen?

Ihnen wird vielleicht aufgefallen sein, daß wir mehr vom Traumgewicht sprechen als vom Idealgewicht. Gewicht ist etwas ganz Persönliches. Der eine fühlt sich wohl mit ein paar Kilo mehr und der andere mit ein paar Kilo weniger. Ärzte neigen heute zu der Ansicht, daß es ein paar Pfund mehr sein dürfen, wenn Sie sich damit besser fühlen. Und was ist das Idealgewicht? Es ist nach Ansicht der Ärzte ideal für Ihre Gesundheit. Sie können damit vorbeugen, daß Ihr Stoffwechsel entgleist. Die Folge wären Herz-Kreislauf-Störungen, Bluthochdruck, Gicht oder Diabetes. Das Idealgewicht, das für Sie genau richtig wäre, läßt sich leicht errechnen. Nehmen Sie Ihre Körpergröße in Zentimetern, und ziehen Sie davon 100 ab. Männer rechnen dann noch einmal zehn Prozent herunter und Frauen 15 bis 20 Prozent. Dann haben Sie Ihr Idealgewicht in Kilogramm.

Wie behält man seine Traumfigur?

Wenn Sie das Gewicht erreicht haben, mit dem Sie sich rundherum wohlfühlen, dann müssen Sie es schon ein bißchen hegen und pflegen. Jetzt wieder drauflosfuttern wie in alten Zeiten – und die ganze Mühe war umsonst! Pfund für Pfund siedelt sich langsam wieder an, und es gibt ein dickes Ende. Sie müssen sich Ihre Fettzellen wie einen Schwamm vorstellen: Nach der Diät ist er richtig ausgedrückt. Sobald er aber mit Feuchtigkeit (Nahrung) in Berührung kommt, hat er das Bestreben, sich wieder vollzusaugen. Geben Sie ihm keine Gelegenheit dazu.

Mit Hilfe der Diät haben Sie gelernt, wie Ihre Ernährung aussehen soll: Sie kennen jetzt die Mengen, die Art der Nahrungsmittel und auch die Zusammensetzung der Gerichte. So sollten Sie sich auch in Zukunft ernähren. Also kleine Portionen, magere Lebensmittel, wenig Fett, viel Gemüse und Salat, angereichert mit Gewürzen und frischen Kräutern. Gehen Sie davon aus, daß Sie jetzt etwas ganz Wertvolles haben: einen gesunden und schönen Körper. Tun sie nichts, was ihm schaden oder aus der Form bringen könnte.

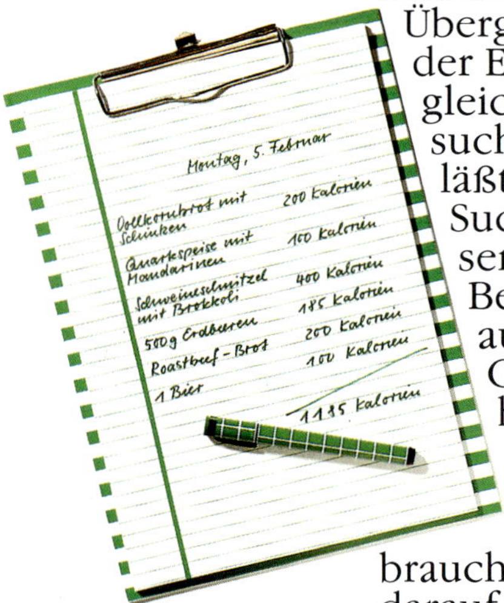

Eins muß hier einmal deutlich gesagt werden: Übergewicht beruht auf einer Sucht, nämlich der Eßsucht. Um davon loszukommen, gilt das gleiche wie bei der Alkohol- oder Drogensucht. Jeder Rückfall in alte Verhaltensweisen läßt den Versuch scheitern, sich von dieser Sucht zu befreien. Der Wunsch, sich aus dieser Abhängigkeit zu lösen, muß von dem Betroffenen selbst kommen. Kein Arzt und auch kein Freund kann dabei helfen.
Gewiß, andere können Sie bei Ihren Bemühungen unterstützen. Aber *Sie* müssen den Willen aufbringen und sollten nicht Ihre Umwelt für Ihr Scheitern verantwortlich machen. Zigaretten, Alkohol und Drogen braucht kein Mensch zum Leben, man kann darauf verzichten lernen. Doch Nahrung braucht jeder, um zu existieren. Und da liegt eine Schwierigkeit: Sie müssen essen. Auch wenn Sie schon deutlich abgenommen und vielleicht sogar Ihr Traumgewicht erreicht haben, müssen Sie mehrmals täglich entscheiden: Ist das, was ich jetzt esse, gut oder schlecht für mich? Um diesem Entscheidungsprozeß zu entgehen, sollten Sie sich auch nach erfolgreicher Abnahmekur weiter an die Diät halten. Sie können zum Beispiel die Fleischportionen etwas vergrößern oder sich eine Zwischenmahlzeit mehr gönnen. Sie dürfen aber nur so viel essen, wie Ihr Körper wirklich

verbrennt. Um die Menge richtig zu bestimmen, gibt es eine einfache Faustregel: 30 Kalorien pro Tag braucht jedes Kilogramm, das Sie behalten wollen. Wenn Sie 60 Kilogramm wiegen und dabei bleiben wollen, dürfen Sie nicht mehr als 1800 Kalorien pro Tag zu sich nehmen. Wenn Sie aber feststellen, daß Ihr Gewicht trotzdem steigt, ist Ihre Verbrennung noch schwächer, und Sie müssen deutlich unter dieser Grenze bleiben.
Merken Sie sich, was Sie an einem Tag gegessen haben. Schreiben Sie es sich notfalls auf. Diese Kontrolle müssen Sie noch drei bis vier Jahre nach der Diät beibehalten. Dann erst nimmt Ihr Körper ein paar Kalorien zuviel nicht mehr übel.

Mit dieser Diät sparen Sie Zeit und Geld

Die meisten Gerichte sind schnell und einfach zubereitet. Sie brauchen nicht mehr Zeit, als Sie sonst auch aufwenden. Auf die Ausrede, das dauert alles viel zu lange und ist so kompliziert, können Sie sich, wenn Sie ehrlich mit sich selbst sind, nicht zurückziehen. Auch das Argument, die Diät sei zu teuer, zieht nicht. Sie bekommen hier ein Riesenangebot an Gerichten, wobei die teueren weit in der Minderzahl sind. Und wenn Sie geschickt die Angebote in der Saison ausnutzen, sieht es in Ihrer Haushaltskasse im Vergleich zu früher sogar noch etwas besser aus. Sie werden auch bald feststellen, daß Sie überhaupt weniger einkaufen müssen als sonst.

Berufstätigen wird's leicht gemacht

Bei der Zusammenstellung dieser Diät haben wir ganz besonders an die vielen berufstätigen Frauen und Männer gedacht, die wenig Zeit zum Einkaufen und für die Zubereitung der Diät-Gerichte haben. Sie finden in dem Kapitel „Mittagessen" Lunchpakete zum Mitnehmen an den Arbeitsplatz. Und damit Sie wenigstens eine warme Mahlzeit am Tag bekommen, gibt's unter

den Abendessen eine ganze Reihe von kleinen warmen Mahlzeiten, die im Nu auf dem Tisch stehen können.
Wenn es an Ihrem Arbeitsplatz mehrere Kollegen gibt, die abnehmen wollen, schließen Sie sich zusammen. Jeder bringt umschichtig die Lunchpakete – möglichst eine Sorte – für alle mit. Legen Sie am Freitag das Programm für die nächste Woche fest, und bestimmen Sie gemeinsam, wer an den betreffenden Wochentagen für das Essen verantwortlich ist.

Die ganze Familie kann mitmachen

In vielen Familien hat es oft nur einer nötig abzunehmen. Häufig wird dann ein normales Gericht und ein Diät-Gericht zubereitet. Das ist doppelte Arbeit. Wer klug ist, kocht die Diät für die ganze Familie. Die Dünnen bekommen dann die doppelte Portion, der Diätler die einfache. Oder Sie reichern das Programm für die Dünnen mit einer Vorspeise oder einer Nachspeise an. Das geht bei dieser Diät deshalb so gut, weil die Gerichte so lecker und schnell zubereitet und dazu preiswert sind. Dann wird es Ihnen auch nicht so ergehen wie der jungen Frau, die für sich Diät und für Ihren dünnen Freund etwas anderes kochte. Sie schrieb uns: „Hilfe, mein Freund ißt mir meine Diät weg!"

An die Sonderwünsche der Kinder gedacht

Kinder mögen nun mal nicht alles, was Erwachsene gern essen. Deshalb finden Sie in dieser Diät viele Gerichte, die auch Kinder mit Begeisterung essen, wie zum Beispiel Nudeln mit Tomatensoße, Hühnchen in allen Variationen, sogar die Fischstäbchen haben wir nicht vergessen. Bei Rezepten, in denen wir Soßen mit Weißwein oder Süßspeisen mit einem Teelöffel Likör oder deftige Gerichte mit scharfen Gewürzen oder Knoblauch verfeinern, müssen Sie diese Zutaten weglassen.

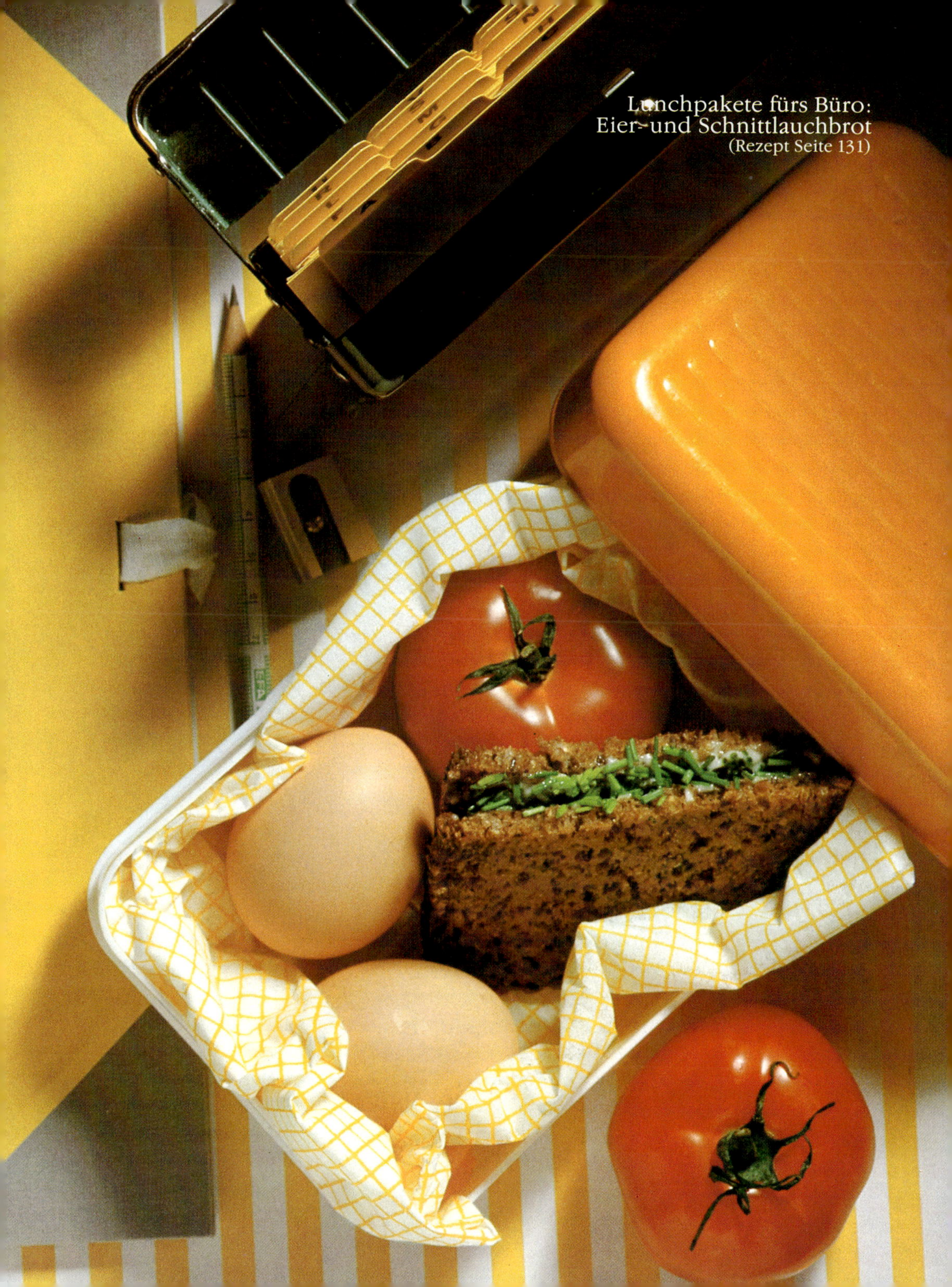

Lunchpakete fürs Büro:
Eier- und Schnittlauchbrot
(Rezept Seite 131)

Seien Sie nett zu Ihren Gästen – kochen Sie kalorienarm

Sie haben sich sicherlich schon häufig darüber geärgert, daß Sie bei Einladungen und Festen von einem kalorienreichen Fettnäpfchen ans andere geraten. Gehen Sie in Zukunft mit gutem Beispiel voran: Laden Sie sich nette Leute ein, und servieren Sie ein festliches, aber kalorienarmes Essen. Gerichte, die sich dafür gut eignen, sind in dem Register, das Sie ganz am Ende dieses Buches finden, besonders gekennzeichnet.

Was machen Sie, wenn Sie keine Milch oder kein Fleisch mögen?

Manche Leute mögen keine Milchprodukte oder sind sogar allergisch dagegen. Andere essen kein Fleisch. Bei der großen Auswahl an Rezepten sind auch diese Probleme zu lösen. Sie finden viele Gerichte, die weder Fleisch noch Geflügel enthalten, und auch eine ganze Reihe von Gerichten ohne Milchprodukte, mit höchstens einem Teelöffel Crème fraîche zum Verfeinern der Soße. Im Register am Ende dieses Buches sind diese Rezepte besonders ausgewiesen.

Das Register gibt den schnellen Überblick

Das Register beginnt auf Seite 194. Es enthält alle Rezepte dieses Buches. Sie sind nach Gruppen geordnet: Also die Gruppe mit den Frühstücksrezepten, die Gruppe mit den Rezepten fürs Mittagessen und die Gruppen für Abendessen und Zwischenmahlzeiten. In einer Tabelle finden Sie zu jedem Rezept Angaben darüber, ob das Gericht billig oder schnell herzustellen ist, ob es ohne Fleisch oder Geflügel zubereitet wird (Fisch kann aber enthalten sein), ob Milchprodukte wie zum Beispiel Quark, Joghurt, Käse oder Milch verwendet werden, und ob es besonders für Kinder oder Gäste geeignet ist.

Das sollten Sie im Haus haben

Es gibt Lebensmittel, die immer wieder für diese Diät benötigt werden. Zum Beispiel Kaffeesahne, Salatcreme, Crème fraîche, Magerquark, Magermilchjoghurt. Sie sollten diese Zutaten immer vorrätig haben, damit Sie die Diät lückenlos einhalten können.

Salatcreme und Crème fraîche sind Produkte, die es erst seit einiger Zeit auf dem deutschen Markt gibt. Salatcreme, aus Eiern und Joghurt hergestellt, ist wie Mayonnaise zu verwenden, nur ist sie viel leichter. Crème fraîche ist ein Sauerrahm. Damit kann man Magerquark und Soßen verfeinern. Sie läßt sich auch erhitzen, ohne dabei auszuflocken. Crème fraîche gibt es mit unterschiedlichem Fettgehalt – zwischen 24 und 40 Prozent. Achten Sie darauf, daß Sie die fettärmere erwischen.

Auch geriebener Käse, gehackte Haselnüsse und Semmelbrösel tauchen öfter in dieser Diät auf. Der Käse, der zum Überbacken benötigt wird, sollte 45 Prozent Fett enthalten, weil er schmelzfähig sein muß. Reiben Sie den Käse, und füllen Sie ihn in ein Schraubglas, das Sie luftdicht verschließen können. Genauso können Sie Haselnüsse und Semmelbrösel aufbewahren.

Beilagen gibt es nur in kleinen Portionen. Oft lohnt es sich nicht, den Reis, der für ein Pfannengericht gebraucht wird, extra zu kochen. Wenn Sie Reis zubereiten, kochen Sie gleich mehrere Portionen und heben sie zugedeckt im Kühlschrank auf. Sie können davon ausgehen, daß ein Eßlöffel roher Reis etwa zwei Eßlöffel gekochtem Reis entspricht.

So können Sie auch Kartoffeln vorkochen. Nur wenn es sich um ein Gericht handelt, bei dem frisch gekochte Kartoffeln wichtig sind, wie zum Beispiel bei Spargel mit Kartoffeln, dann müssen Sie sich die Mühe extra für diese Mahlzeit machen.

Für Bratkartoffel-Gerichte können die Kartoffeln

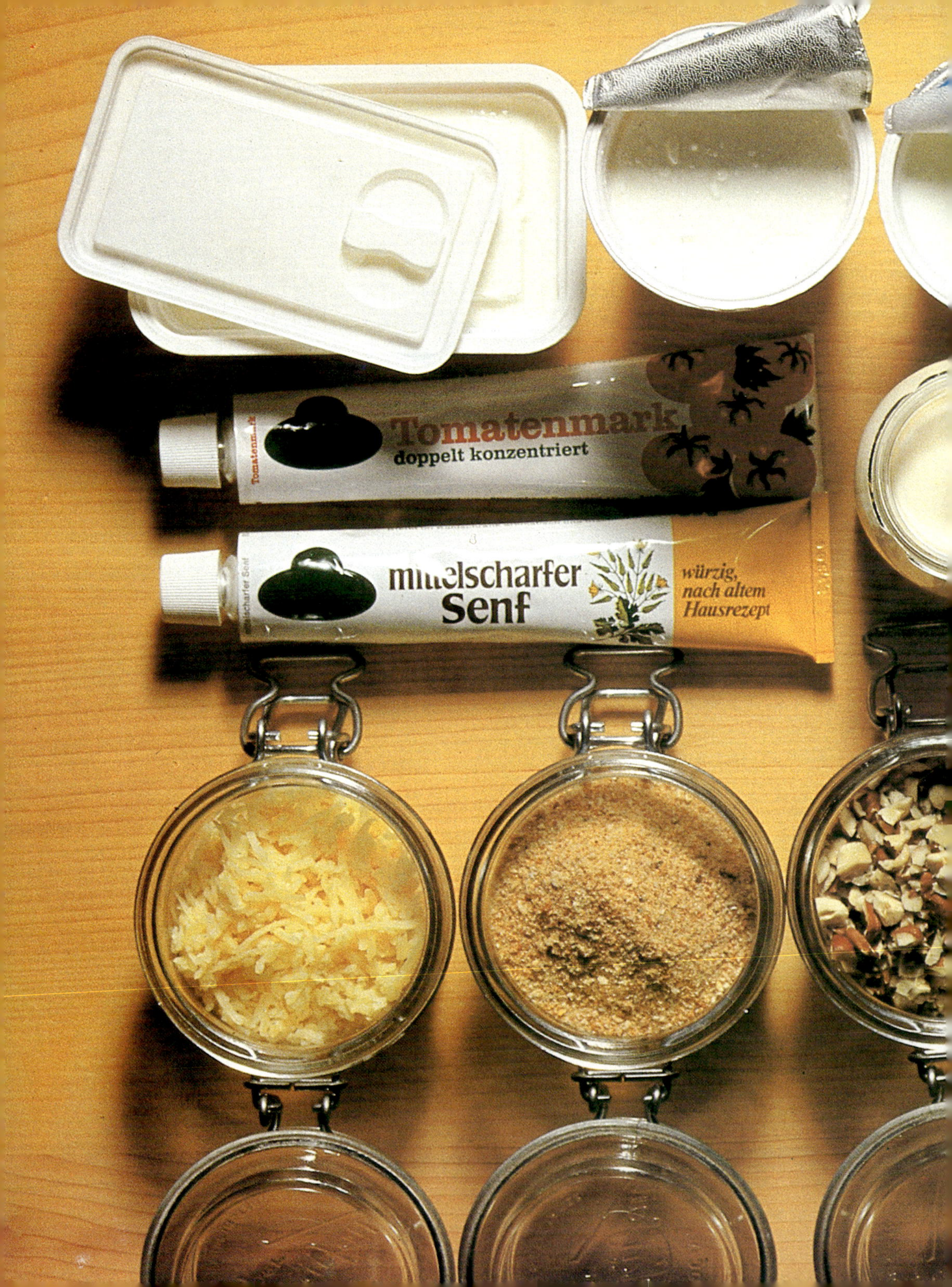
Tomatenmark
doppelt konzentriert
Tomatenmark
mittelscharfer
Senf
würzig,
nach altem
Hausrezept
mittelscharfer Senf

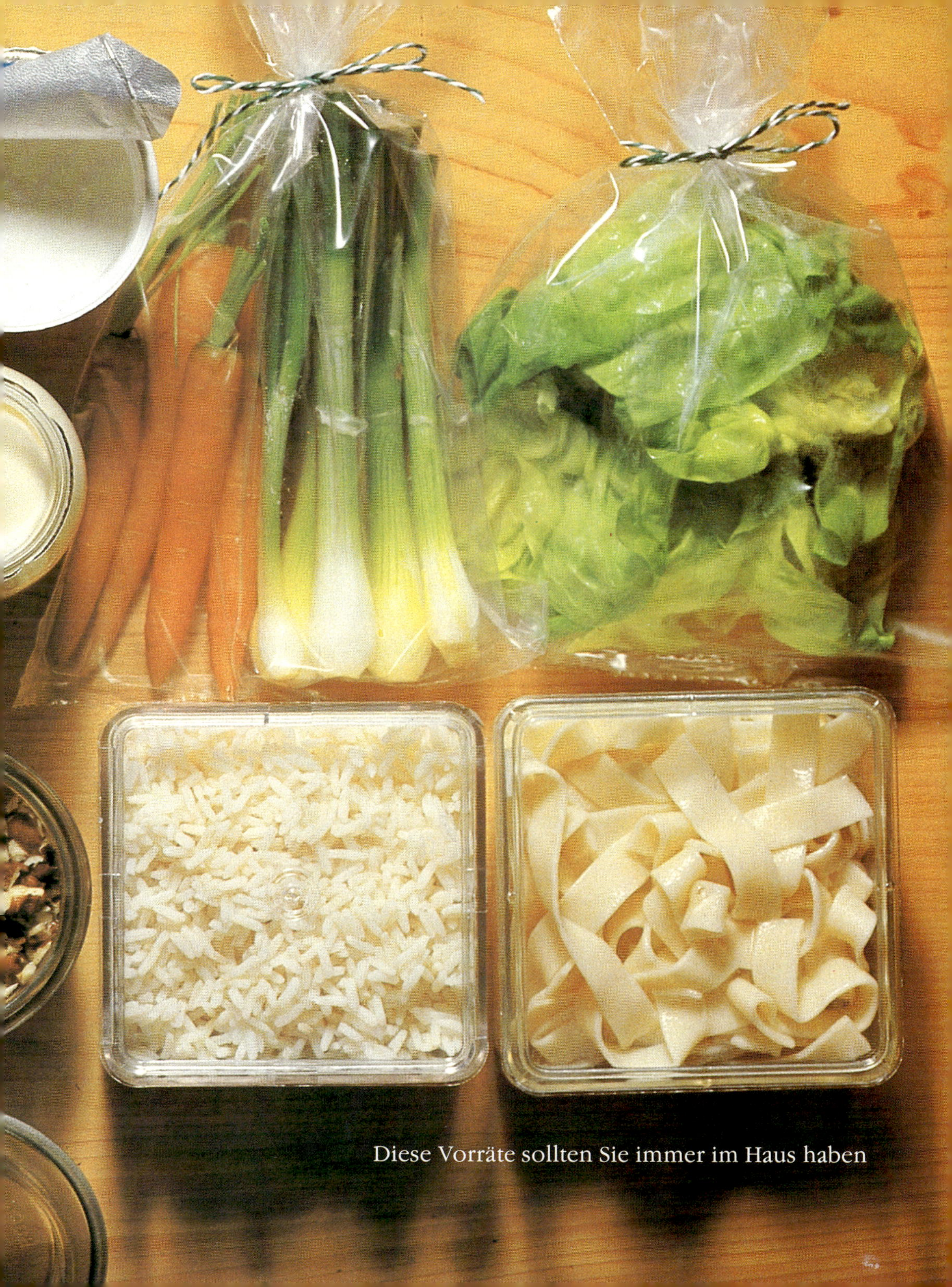

Diese Vorräte sollten Sie immer im Haus haben

aus dem Kühlschrank kommen und schon zwei Tage vorher gekocht worden sein. Es gibt auch tiefgefrorene Kartoffelscheiben. Die können Sie genauso verwenden wie die Scheiben von vorgekochten Pellkartoffeln.
Auch Nudeln können Sie immer fertig vorgekocht im Kühlschrank haben. Sie brauchen dann nur die angegebene Menge in der noch heißen Pfanne zu schwenken. Zehn Gramm rohe Nudeln entsprechen 40 Gramm gekochten Nudeln.
Frisches Obst und Gemüse können Sie einige Tage in der Gemüseschale im Kühlschrank aufbewahren. Sie müssen es nur vorher putzen und in Plastikbeutel füllen. Auch die Salatblätter, die fast für jedes Brot benötigt werden, können Sie so immer griffbereit haben. Wichtig: Bei den einzelnen Rezepten ist nicht extra angegeben, daß Sie Obst und Gemüse vor dem Zubereiten immer waschen sollten. Vergessen Sie es nicht!

Vorräte aus dem Gefrierfach

Wer eine Tiefkühltruhe oder ein Gefrierfach hat, sollte davon Gebrauch machen. Sie können im Sommer Obst und Gemüse günstig einkaufen und es im Winter auf den Tisch bringen. Gemüse müssen Sie vorher blanchieren. Das Obst darf nicht gezuckert werden. Obst oder Gemüse legen Sie am besten zum Vorgefrieren einzeln auf einer Platte aus (so können Sie später die gewünschten Mengen leichter entnehmen), und dann frieren Sie es in Plastikbeuteln ein. Frische Kräuter, die es im Sommer in Hülle und Fülle gibt und die Sie ständig bei dieser Diät brauchen, frieren Sie gehackt ein. Nur Salbei und Basilikum sollten Sie nicht zerkleinern. Eine große Hilfe ist es, wenn Sie von Gerichten, die eine längere Zubereitungszeit erfordern und die auch immer wieder in der Diät auftauchen, gleich mehrere Portionen nach dem Diät-Rezept zubereiten und dann einfrieren. So sollten Sie zum Beispiel

immer einen Vorrat an gefrorenen Frikadellen und gebratenen Hühnerkeulen im Gefrierfach haben.
Manchmal geben wir in den Rezepten tiefgefrorenes Gemüse und Fisch an (TK-Paket = Tiefkühlpaket). Dabei handelt es sich um Fertigprodukte, denen Sie nur die entsprechenden Mengen entnehmen müssen. Der Rest kann weiterfrieren. Achtung: Schütteln Sie die Tiefkühlpackung im Laden, ob das Gefriergut lose liegt. Bei zu Block gefrorenem Gemüse brauchen Sie ein spezielles Sägemesser.

Mengen, Gewichte und Kalorien

In der Anfangszeit sollten Sie die Zutaten genau abwiegen, und zwar so lange, bis Sie's im Griff haben und nicht mehr alles auf die Briefwaage legen müssen.
Sie werden sich vielleicht wundern, warum wir nur von Kalorien sprechen, obwohl die internationale Bezeichnung für diese Energieeinheit seit einigen Jahren Joule ist. Dieser Begriff hat sich aber beim Verbraucher nicht durchsetzen können, und darum sind wir bei Kalorien geblieben. Das ist nicht international – aber einfacher. Wer gern in Joule rechnen möchte, erfährt hier den Umrechnungsfaktor: 1 Kalorie entspricht 4,186 Joule. Noch richtiger wäre es, wenn man von Kilokalorie und Kilojoule reden würde, aber das vereinfacht das Abnehmen auch nicht. Übrigens, eine Kalorie entspricht der Wärmemenge, die man braucht, um ein Gramm Wasser von 14,5 Grad auf 15,5 Grad zu erwärmen.
Hier finden Sie eine Liste der gängigsten Diät-Zutaten, auf die Sie immer wieder stoßen werden. Bei den Zutaten, die mit einem Sternchen versehen sind, darf es etwas mehr sein, weil Sie den Abfall einkalkulieren müssen. Zum Beispiel kann die Hühnerkeule 150 Gramm wiegen, weil Sie den Knochen ja nicht mitessen.

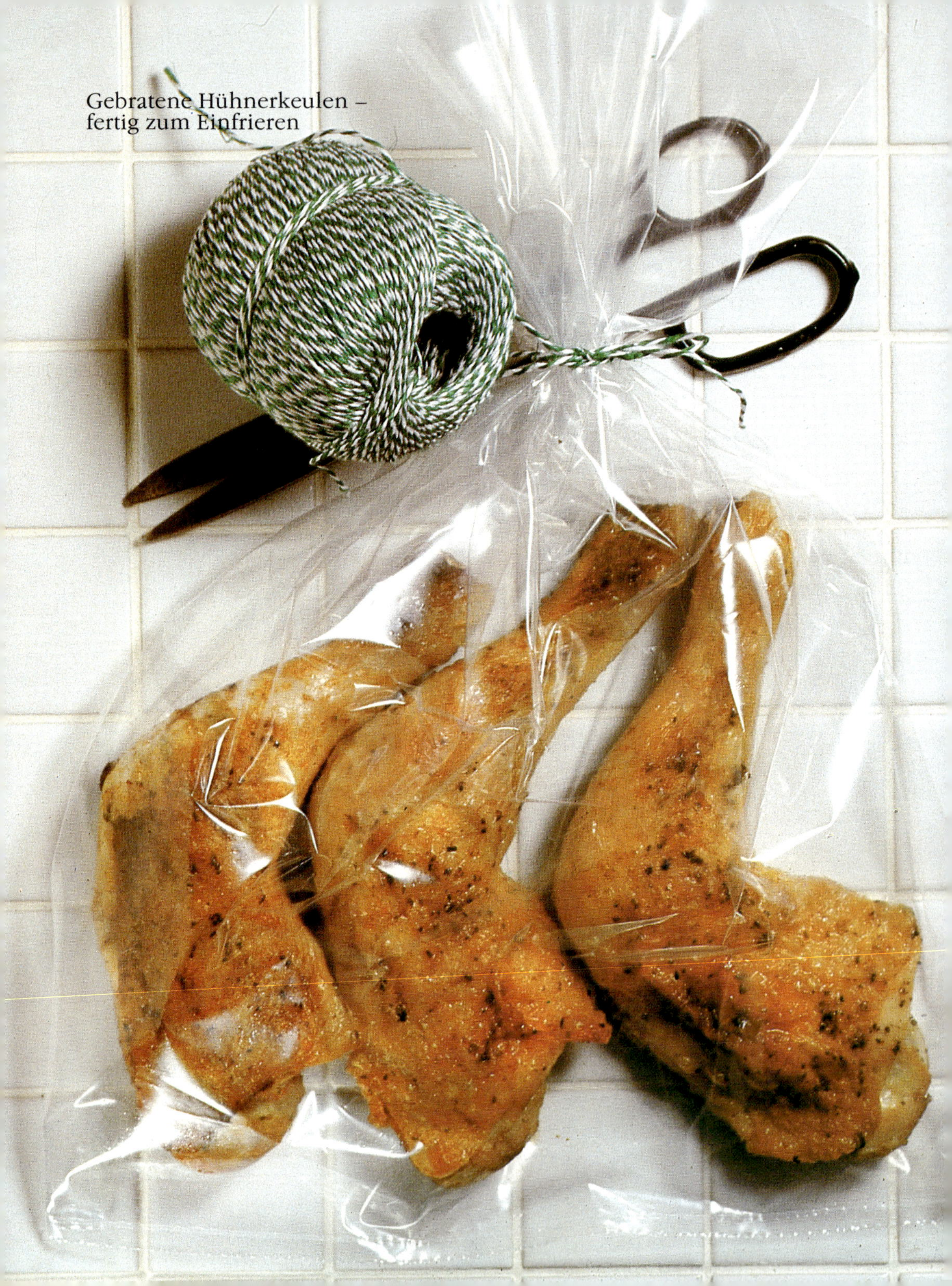

Gebratene Hühnerkeulen –
fertig zum Einfrieren

Und der wiegt etwa 50 Gramm. Die Kalorien beziehen sich immer auf den eßbaren Anteil der eingekauften Ware.

	Einheit	**Gramm**	**Kalorien**
Ananas	1 Scheibe	35	33
Apfel, mittelgroß*	1 Stück	100	55
Banane, klein*	1 Stück	100	99
Birne, klein*	1 Stück	100	56
Blattspinat	1 TK-Paket	300	81
Blumenkohl*	1 kl. Kopf	200	56
Blumenkohl	1 TK-Paket	300	84
Brötchen	1 Stück	40	111
Brokkoli	1 TK-Paket	300	99
Butter	1 Teelöffel	5	39
Butter	1 Messerspitze	3	23
Buttermilch	1/8 l	125	45
Camembert (30 % Fett)	1/2 Ecke	30	68
Champignons	1 kl. Dose	230	57
Chicorée*	1 Stange	200	32
Chinakohl*	1 kl. Kopf	300	45
Corned beef	1 Scheibe	20	31
Corn flakes	1 Eßlöffel	5	19
Crème fraîche	1 Teelöffel	5	15
Dickmilch	1 Becher	200	90
Ei	Klasse 4	55	92
Fenchelknolle*	1 Knolle	200	100
Früchtejoghurt	1 Becher	150	107
Gewürzgurke	1 Stück	50	10
Grapefruit*	1 Stück	300	126
Gurke, mittelgr.*	1 Stück	500	50
Hähnchen*	1/2 Stück	190	242

*Bei den Zutaten, die mit einem Sternchen versehen sind, darf es etwas mehr sein, weil Sie den Abfall einkalkulieren müssen.

	Einheit	Gramm	Kalorien
Haferflocken	1 Eßlöffel	10	41
Haselnüsse, gehackt	1 Teelöffel	5	35
Honig	1 Teelöffel	15	45
Hühnerbrustfilet	1 Stück	90	98
Hühnerkeule*	1 Stück	100	120
Instant-Brühe	1 Teelöffel	3	9
Instant-Kaffee	1 Teelöffel	2,5	0
Instant-Kakaopulver	1 Teelöffel	2,5	10
Käse, geriebener (45 % Fett)	1 Eßlöffel	10	38
Kaffeesahne (10 % Fett)	1 Teelöffel	5	7
Kapern	1 Teelöffel	5	3
Kartoffel, mittelgroß*	1 Stück	75	65
Kartoffelpüreeflocken mit Milch	1 Eßlöffel	5	18
Kasseler Aufschnitt	1 Scheibe	20	51
Kiwi*	1 Stück	100	55
Knäckebrot	1 Scheibe	10	38
Körniger Frischkäse	1 Becher	200	198
Kohlrabi*	1 Stück	200	54
Kopfsalat*	1 Portion	50	8
Leberkäse	1 Scheibe	20	68
Leberwurst, mager	1 Teelöffel	10	27
Magermilchjoghurt	1 Becher	150	59
Magerquark	1 Paket	200	156
Magerquark	1 Eßlöffel	30	24
Mandarine, klein*	1 Stück	50	24

* Bei den Zutaten, die mit einem Sternchen versehen sind, darf es etwas mehr sein, weil Sie den Abfall einkalkulieren müssen.

	Einheit	Gramm	Kalorien
Margarine	1 Teelöffel	5	38
Marmelade	1 Teelöffel	20	51
Meerrettich	1 Teelöffel	10	7
Mehl	1 Teelöffel	5	18
Möhre, groß	1 Stück	100	40
Nudeln, ungek.	1 Eßlöffel	10	39
Nudeln, gekocht	1 Eßlöffel	40	39
Öl	1 Teelöffel	5	47
Öl	1/2 Teelöffel	2,5	24
Orange*	1 Stück	200	108
Paprikamark	1 Teelöffel	10	16
Paprikaschote, mittelgroß	1 Stück	150	41
Porree, mittelgroß*	1 Stange	150	57
Pumpernickel	1 Scheibe	40	99
Radieschen*	1 Bund	100	19
Reis, ungek.	1 Eßlöffel	15	56
Reis, gekocht	1 Eßlöffel	30	28
Rettich*	1 Stück	200	42
Rindfleischsülze	1 Scheibe	20	32
Roastbeef	1 Scheibe	20	38
Rosinen	1 Teelöffel	5	15
Salatcreme	1 Teelöffel	10	28
Sauerkirschen (Glas)	1 Eßlöffel	30	18
Sauerkraut	1 kl. Dose	285	72
Schinken, gek.	1 Scheibe	20	43
Schinken, roh	1 Scheibe	20	79
Schmelzkäse (20 % Fett)	1 Ecke	62	116
Schnittkäse (45 % Fett)	1 Scheibe	20	76

* Bei den Zutaten, die mit einem Sternchen versehen sind, darf es etwas mehr sein, weil Sie den Abfall einkalkulieren müssen.

	Einheit	Gramm	Kalorien
Schnittkäse (30 % Fett)	1 Scheibe	20	56
Spinat	1 kl. TK-Paket	150	41
Suppengrün	1 TK-Paket	50	16
Tomaten, geschält	1 kl. Dose	230	48
Tomate	1 Stück	50	10
Tomatenketchup	1 Teelöffel	10	11
Tomatenmark	1 Teelöffel	10	5
Trinkmilch (3,5 % Fett)	1/8 Liter	125	83
Vollkornbrot	1 Scheibe	50	120
Vollmilchjoghurt	1 Becher	150	105
Weißbrot	1 Scheibe	25	65
Weizenkeime	1 Eßlöffel	5	23
Weizenkleie	1 Eßlöffel	5	17
Zucchini, mittelgr.*	1 Stück	200	62
Zwieback	1 Stück	10	40

(TK-Paket = Tiefkühl-Paket)

Gerichte in drei unterschiedlichen Portionen

Sie werden sich vielleicht darüber wundern, daß ein Rezept manchmal in drei Variationen zu finden ist. Es steht einmal unter den Mittagsmahlzeiten mit 400 Kalorien, etwas kalorienärmer und kleiner portioniert unter den Abendmahlzeiten und als kleiner Imbiß unter den Zwischenmahlzeiten. Tomatensuppe gehört beispielsweise zu diesen Gerichten, die Ihnen dreimal begegnen. Damit Sie die Unterschiede vergleichen können, haben wir alle drei nebeneinandergestellt und fotografiert (rechts).

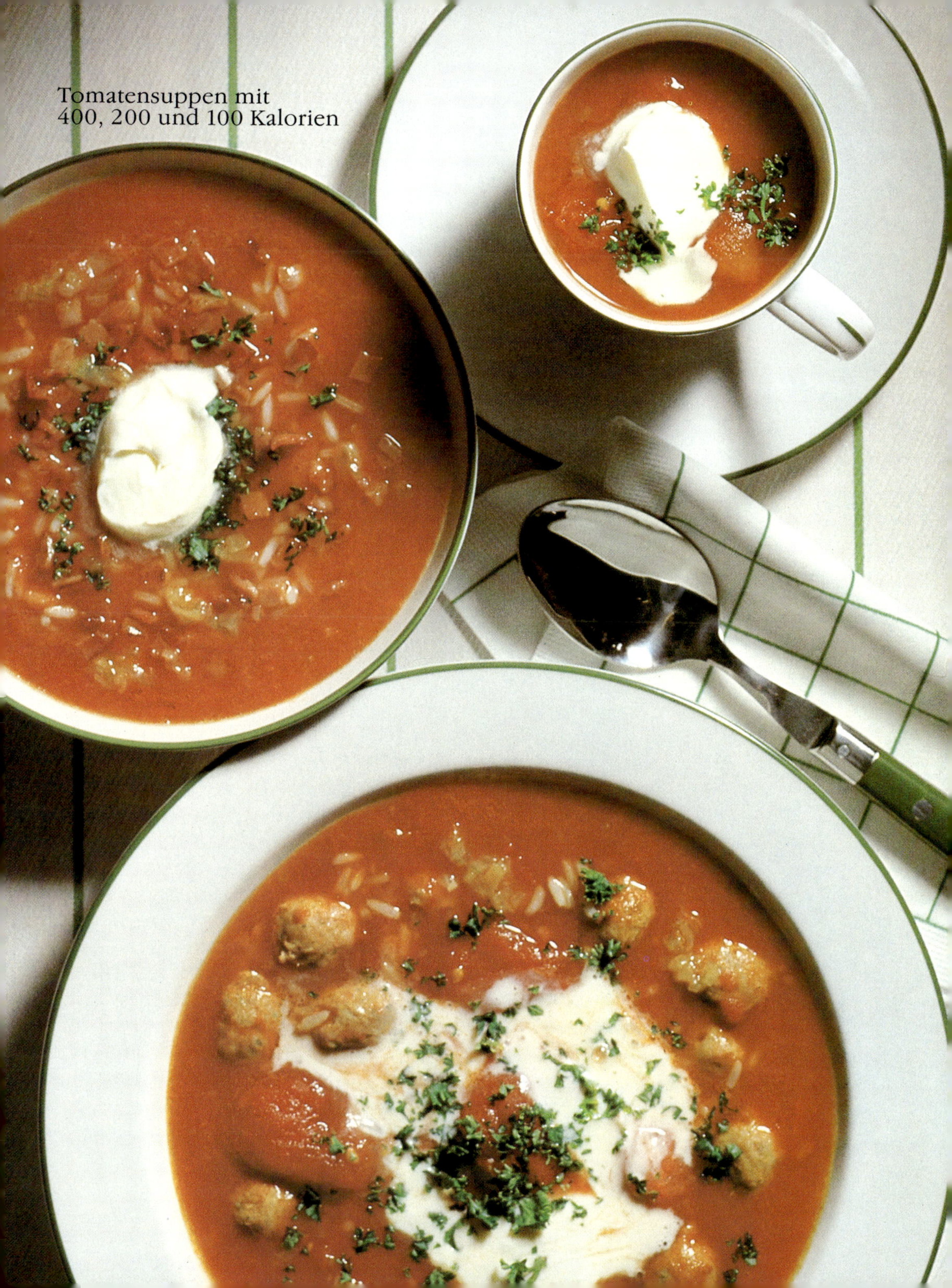

Tomatensuppen mit
400, 200 und 100 Kalorien

Was tun bei Verstopfung?

Es passiert nicht selten, daß Leute, die streng nach der Diät leben, unter Verstopfung leiden. Rücken Sie diesem Übel nicht mit Medikamenten zu Leibe. Die Schäden sind bei Dauergebrauch irreparabel. Versuchen Sie es mit natürlichen Mitteln. Der Grund, warum sich manchmal nichts rückt und rührt, ist der Mangel an Ballaststoffen und Bewegung. Das einfachste ist, zusätzlich regelmäßig morgens in den Joghurt oder die Quarkspeise einen Eßlöffel Weizenkleie (17 Kalorien) oder Weizenkeime (23 Kalorien) zu rühren. Frisches Obst und Gemüse regt ebenfalls die Verdauung an. Sie sollten dann Ihre Zwischenmahlzeiten entsprechend aussuchen. Ein Trick, der gesund ist: Morgens gleich einen zehn Minuten langen Dauerlauf machen, der endet mit Sicherheit auf dem stillen Örtchen.

Die einzige Anschaffung: kleine Pfannen und Töpfe

Wenn Sie hauptsächlich für sich allein Diät-Gerichte kochen, ist es wichtig, daß Sie auch die richtigen Pfannen und Töpfe haben. Mit Fett wird bei dieser Diät sehr gespart. Wenn sich das auch noch in einem großen Topf verläuft, würde Ihnen das Essen anbrennen. Sie sollten auf jeden Fall eine beschichtete Pfanne mit einem Durchmesser von 21 Zentimetern haben. Als ganz praktisch erweist sich eine zweite Pfanne zum Warmhalten. Die sollten Sie beim Kochen immer auf schwacher Hitze daneben stehen haben, damit Sie in der einen Pfanne alles hintereinander garen und in der zweiten Pfanne alles warmhalten können. Dann benötigen Sie einen 1-Liter-Topf mit Deckel. Für die Aufläufe sollten Sie sich eine kleine ofenfeste Form zulegen. Für Fleisch, das kurzgebraten werden kann, empfiehlt sich eine gußeiserne Grillpfanne. Aber notfalls tut's auch die beschichtete Pfanne.

Trinken Sie viel, dann geht's mit den Pfunden schneller bergab

Bei jeder Diät – auch bei dieser – greift der Körper auf seine Fettreserven zurück. Dabei fallen vermehrt saure Produkte ab, sogenannte Ketonkörper. Sie werden durch die Nieren ausgeschieden. Je mehr Fett aus den Reserven genommen wird, desto höher ist der saure Abfall. Nur mit viel Flüssigkeit können die Nieren die Ketonkörper ausschwemmen.
Wer sich normal ernährt, nimmt mit dem Essen schon eine Menge Flüssigkeit zu sich. Viele Nahrungsmittel bestehen zu 90 Prozent aus Wasser. Dazu kommt noch der normale Getränkekonsum. Wenn man aber eine Diät macht und weniger ißt, verringert sich auch die Flüssigkeitszufuhr durch die Nahrungsmittel. Dazu kommt noch ein erhöhter Bedarf an Flüssigkeit für den Säureausgleich.
Es passiert noch mehr im Körper, wenn man nicht genug trinkt. Zum Beispiel wird das Blutvolumen geringer, wenn der Körper weniger Flüssigkeit bekommt. In solchen Fällen produziert die Nebenniere dann ganz schnell ein Hormon, das die Fähigkeit hat, Wasser im Körper zu binden. An das Salz (Natrium), das ja bekanntlich auch Wasser anzieht, klammert sich der Körper ganz stark. Es werden alle Kräfte mobilisiert, um das noch vorhandene bißchen Wasser zurückzubehalten.
Unangenehm sind die Begleiterscheinungen: Störungen im Allgemeinbefinden, Kopfschmerzen, geschwollene Beine, eine starke Einschränkung der Leistungsfähigkeit, eventuell sogar Herzrhythmusstörungen und unangenehmer Körpergeruch. Es liegt also nicht am wenigen Essen, wenn es Ihnen bei der Diät nicht besonders gut geht, sondern am wenigen Trinken.
Wissenschaftler haben herausgefunden, daß es keine Komplikationen gibt, wenn man so viel

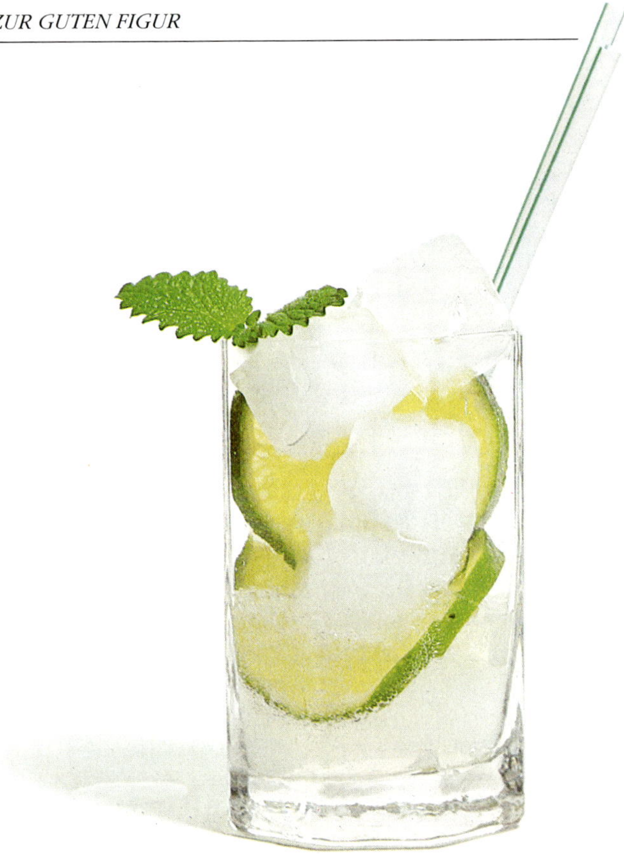

trinkt, daß man täglich zwei Liter Urin produziert. Das heißt, man muß etwa drei Liter Flüssigkeit zu sich nehmen, denn ein Teil der Trinkmenge wird bereits über die Haut wieder ausgeschieden. Mit Kaffee und Tee ohne Milch und Zucker (wegen der Kalorien), vorwiegend aber mit Mineralwasser – mit und ohne Kohlensäure – kann man den Wasserhaushalt auf dem richtigen Stand halten.
Noch ein Tip: Gehen Sie sparsam mit Salz um. Würzen Sie lieber mit frischen und getrockneten Kräutern und mit einem Spezialsalz aus der Apotheke, das kaum Natrium enthält.

Tips und Tricks, damit diese Diät zum Erfolg führt

1. Gehen Sie nie ohne Einkaufszettel und obendrein noch hungrig einkaufen. Sie kommen sonst mit Sachen nach Haus, die Sie bestimmt nicht für Ihre Diät brauchen. Kaufen Sie nur das ein, was auf dem Zettel steht.
2. Wiegen Sie sich einmal in der Woche an einem bestimmten Tag, und zwar ohne Kleidung.
3. Tragen Sie Ihr Gewicht in eine Gewichtskurve ein, damit Sie auch optisch Ihre Fortschritte verfolgen können.
4. Kleben Sie ein altes Foto, auf dem Sie mit allen Pfunden in voller Größe zu erkennen sind, an die Tür des Kühlschranks. Es ist das beste Abschreckungsmittel im Krisenfall.
5. Warten Sie nicht erst, bis Sie Ihr Traumgewicht erreicht haben, um etwas für Ihre Haut und Ihre Figur zu tun. Pflegen Sie sich von Beginn der Kur an, und treiben Sie Sport. Alles, was Sie in Bewegung bringt, ist gut: Laufen, Schwimmen, Joggen, Fahrradfahren und Gymnastik.
6. Essen Sie langsam, und genießen Sie Ihre Mahlzeiten. Überlegen Sie sich heute, was Sie morgen essen wollen. Wenn Zutaten fehlen, schreiben Sie sie gleich auf Ihren Einkaufszettel.
7. Reagieren Sie bei Einladungen ganz gelassen auf das kalte Büfett. Lassen Sie sich von niemandem zum Essen oder Trinken nötigen. Denken Sie an Ihren kostbaren Körper. Tun Sie ihm nichts an, was ihm schaden könnte. Sie müssen Ihre Sünden ausbaden, nicht die anderen!
8. Hören Sie nicht auf Freunde oder Kollegen, die Sie von Ihrer Schlankheitskur abbringen wollen. Sie sind meistens selber dick und hätten's mindestens so nötig wie Sie.
9. Reden Sie nicht über die Diät. Machen Sie sie!
10. Seien Sie jetzt Egoist! Lassen Sie sich durch nichts von Ihrem Vorhaben abbringen, schlank und gesund den Rest Ihres Lebens zu verbringen.

1

Frühstück mit 200 Kalorien

Hier finden Sie die Rezepte fürs Frühstück. Von belegten Broten, über das wachsweiche Ei, bis hin zu fruchtigen Quarkspeisen gibt es alles, was Sie an einem miesen Morgen munter macht. Jedes Gericht ist für eine Person berechnet und enthält 200 Kalorien. Dazu dürfen Sie Kaffee oder Tee – ohne Milch und Zucker, höchstens mit Süßstoff – trinken.

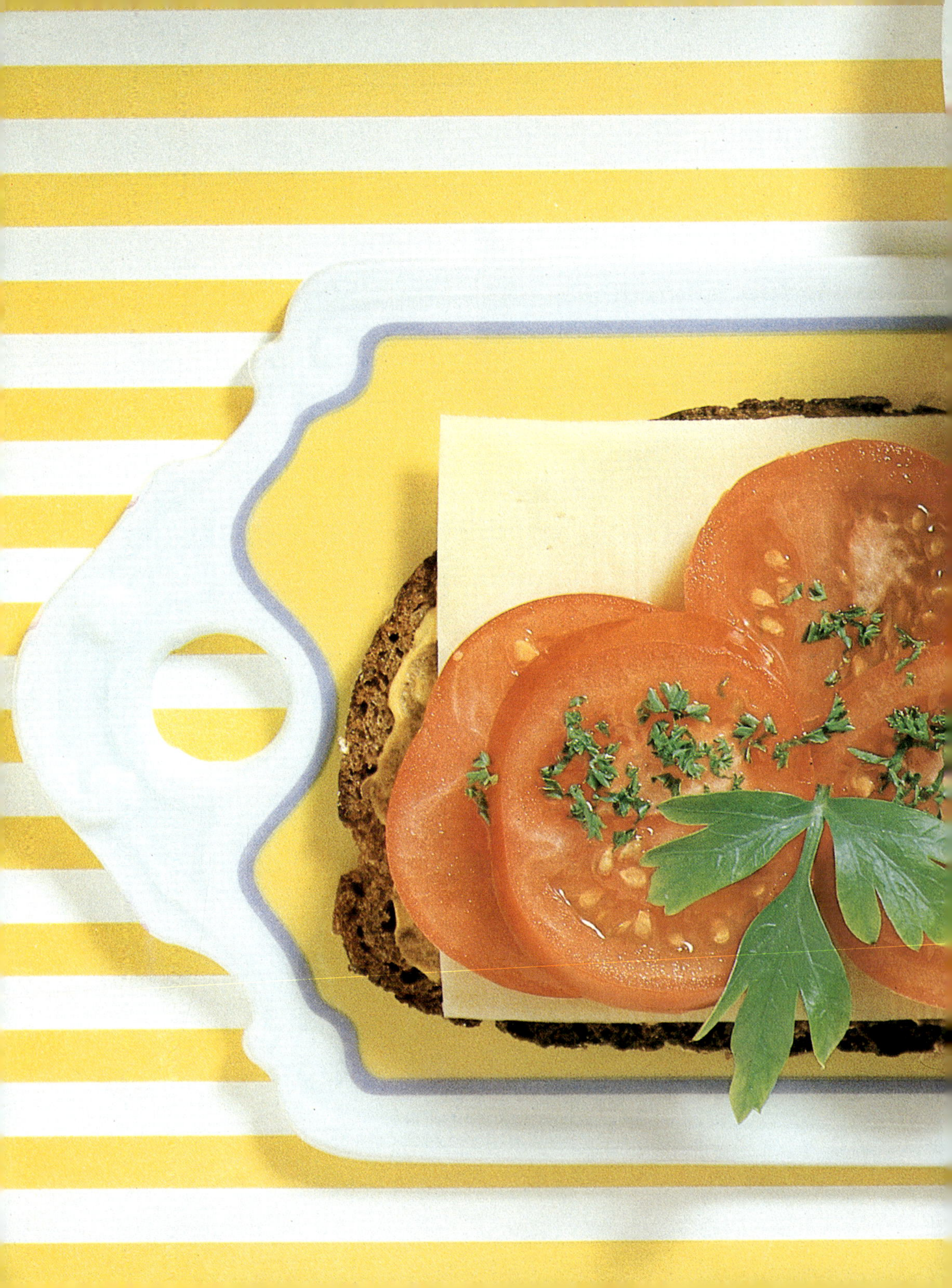

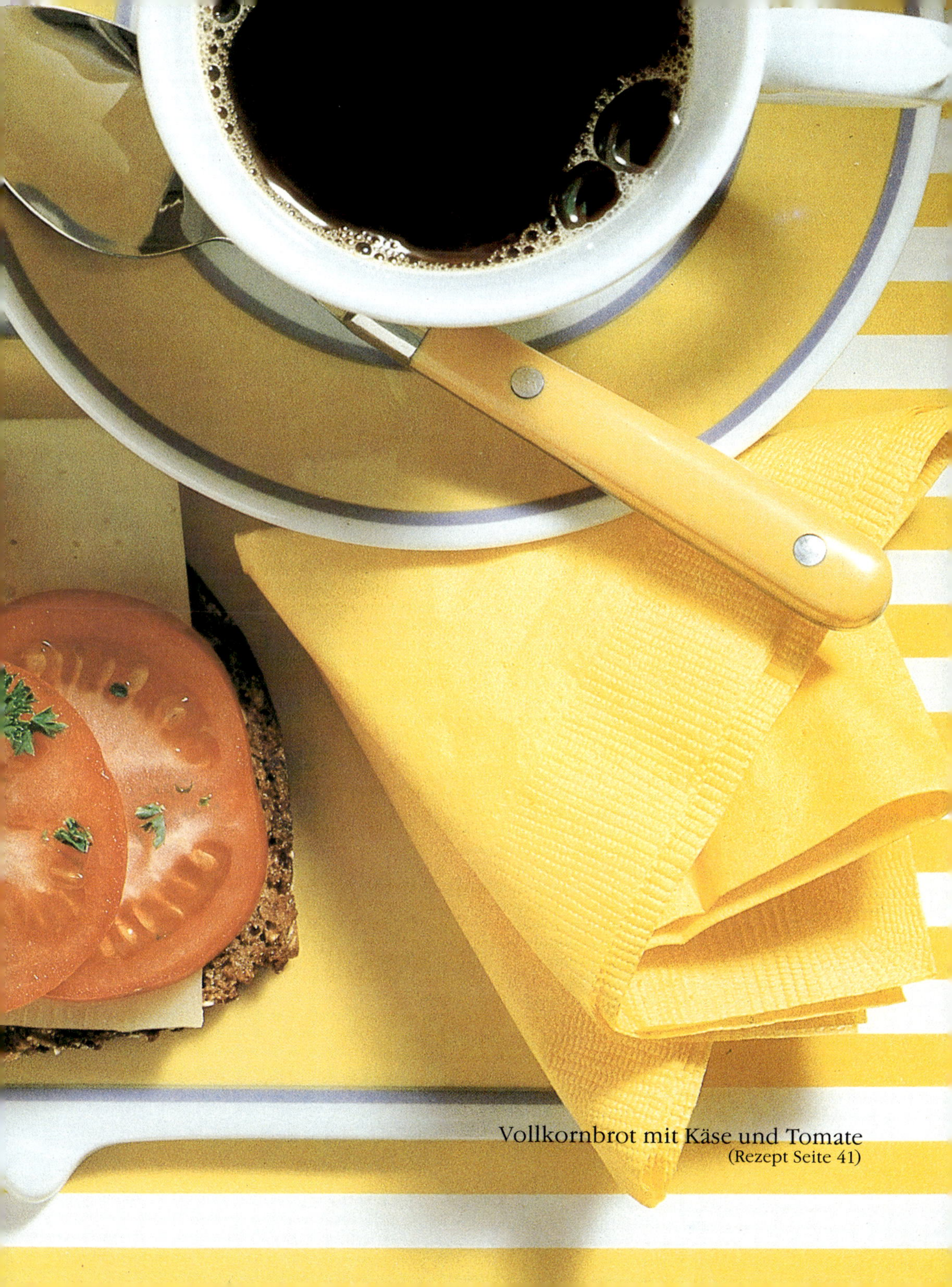

Vollkornbrot mit Käse und Tomate
(Rezept Seite 41)

Weißbrot mit Schinken und Käse

1 Scheibe Weißbrot, 1 Teel. Salatcreme, einige Salatblätter, 1 Scheibe gekochter Schinken (20 g), 1 Scheibe Schnittkäse (20 g, 30 % Fett), Pfeffer

Das Weißbrot mit Salatcreme bestreichen. Nacheinander mit Salatblättern, Schinken und Käse belegen. Mit grob gemahlenem Pfeffer würzen.

Weißbrot mit Schinken und Schmelzkäse

1 Scheibe Weißbrot, 1 Teel. Butter oder Margarine, einige Salatblätter, 1 Scheibe gekochter Schinken (20 g), 1/2 Ecke Schmelzkäse (30 g, 20 % Fett), Schnittlauch

Das Weißbrot mit Butter oder Margarine bestreichen. Mit einigen Salatblättern und dem Schinken belegen. Mit dem Schmelzkäse bestreichen. Zum Schluß Schnittlauchröllchen darüberstreuen.

Knäckebrot mit Schinken

2 Scheiben Knäckebrot, 2 Teel. Salatcreme, 2 Scheiben gekochter Schinken (40 g), Petersilie

Das Knäckebrot mit Salatcreme bestreichen. Die Schinkenscheiben darauflegen. Gehackte Petersilie darüberstreuen.

Vollkornbrot mit Leberwurst

1 Scheibe Vollkornbrot, 2 Teel. magere Leberwurst (20 g), 1 Tomate, Majoran

Das Vollkornbrot mit der Leberwurst bestreichen. Die Tomate in dünne Scheiben schneiden und auf dem Brot verteilen. Wenn Sie haben, mit getrocknetem Majoran würzen.

Vollkornbrot mit Roastbeef

1/2 Scheibe Vollkornbrot, 2 Teel. Salatcreme, einige Salatblätter, 2 Scheiben Roastbeef (40 g), Salz, Pfeffer, 1 Tomate

Auf das Vollkornbrot Salatcreme streichen und mit einigen Salatblättern und dem Roastbeef belegen. Mit Salz und Pfeffer würzen. Dazu gibt es eine Tomate.

Vollkornbrot mit Corned beef

Das Vollkornbrot mit Tomatenmark bestreichen. Das Corned beef darauflegen. Die Gewürzgurke in kleine Würfel schneiden und auf dem Brot verteilen.

1 Scheibe Vollkornbrot, 2 Teel. Tomatenmark, 2 Scheiben Corned beef (40 g), 1 Gewürzgurke

Vollkornbrot mit Käse und Tomate (Foto S. 38/39)

Das Vollkornbrot mit Senf bestreichen und den Käse darauflegen. Die Tomate in dünne Scheiben schneiden und auf dem Käse verteilen. Mit gehackter Petersilie bestreuen.

1 Scheibe Vollkornbrot, 1 Teel. Senf, 1 Scheibe Schnittkäse (20 g, 30 % Fett), 1 Tomate, Petersilie

Vollkornbrot mit Schmelzkäse

Das Vollkornbrot mit dem Schmelzkäse bestreichen. Die Tomaten in Scheiben schneiden und auf dem Käse verteilen. Mit grob gemahlenem Pfeffer würzen und mit Schnittlauchröllchen bestreuen.

1 Scheibe Vollkornbrot, 1/2 Ecke Schmelzkäse (30 g, 20 % Fett), 2 Tomaten, Pfeffer, Schnittlauch

Vollkornbrot mit Käse und Gurke

Das Vollkornbrot mit dem Tomaten- und Paprikamark bestreichen. Den Käse und einige Gurkenscheiben darauflegen. Mit gehacktem Dill bestreuen.

1 Scheibe Vollkornbrot, 1 Teel. Tomatenmark, 1 Teel. Paprikamark, 1 Scheibe Schnittkäse (20 g, 30 % Fett), einige Gurkenscheiben, Dill

Pumpernickel mit Camembert

Den Pumpernickel mit Butter oder Margarine bestreichen und mit einigen Salatblättern belegen. Den Camembert in Scheiben schneiden und auf dem Brot verteilen. Mit grob gemahlenem Pfeffer würzen.

1 Scheibe Pumpernickel, 1 Teel. Butter oder Margarine, einige Salatblätter, 1/2 Ecke Camembert (30 g, 30 % Fett), Pfeffer

Weißbrot mit Camembert und Tomate

1 Scheibe Weißbrot, 1 Teel. Butter oder Margarine, 1/2 Ecke Camembert (30 g, 30 % Fett), 1 Tomate, 1 kleine Zwiebel, Salz, Pfeffer

Das Weißbrot mit Butter oder Margarine bestreichen. Wer will, kann es auch vorher toasten. Den Camembert darauf verteilen. Die Tomate in dünne Scheiben schneiden und auf den Käse legen. Die Zwiebel fein würfeln und darüberstreuen. Mit Salz und Pfeffer würzen.

Weißbrot mit Limburger Käse

1 Scheibe Weißbrot, 1 Teel. Salatcreme, 50 Gramm Limburger Käse, 1 Gewürzgurke

Das Weißbrot toasten und mit Salatcreme bestreichen. Den Limburger Käse in Scheiben schneiden und auf dem Brot verteilen. Die Gewürzgurke in kleine Würfel schneiden und darüberstreuen.

Vollkornbrot mit Senfquark und Tomate

2 Eßl. Magerquark, 1 Teel. Senf, 1 Scheibe Vollkornbrot, 1 Tomate, Salz, Pfeffer, Schnittlauch

Den Magerquark mit Senf verrühren und auf das Vollkornbrot streichen. Die Tomate in dünne Scheiben schneiden und auf dem Brot verteilen. Mit Salz und Pfeffer würzen. Den Schnittlauch in feine Röllchen schneiden und über die Tomaten streuen.

Vollkornbrot mit Kräuterquark

3 Eßl. Magerquark, 1 Teel. Kaffeesahne, Selleriesalz, Pfeffer, 1 Scheibe Vollkornbrot, Petersilie, Schnittlauch

Den Magerquark mit der Sahne verrühren, mit Selleriesalz und Pfeffer würzen. Die Quarkmasse auf das Vollkornbrot streichen. Die Petersilie hacken, den Schnittlauch in Röllchen schneiden, und die Kräuter über das Brot streuen.

Pumpernickel mit Kräuter-Frischkäse

1/2 Becher körniger Frischkäse (100 g), 2 Eßl. geh. Kräuter (Petersilie, Schnittlauch, Dill), Selleriesalz, Pfeffer, 1 Sch. Pumpernikkel, 1 Teel. Tomatenm., Salatblätter

Den Frischkäse mit Kräutern, Selleriesalz und Pfeffer gut verrühren. Den Pumpernickel mit Tomatenmark bestreichen und mit Salatblättern belegen. Den Kräuterkäse daraufsetzen.

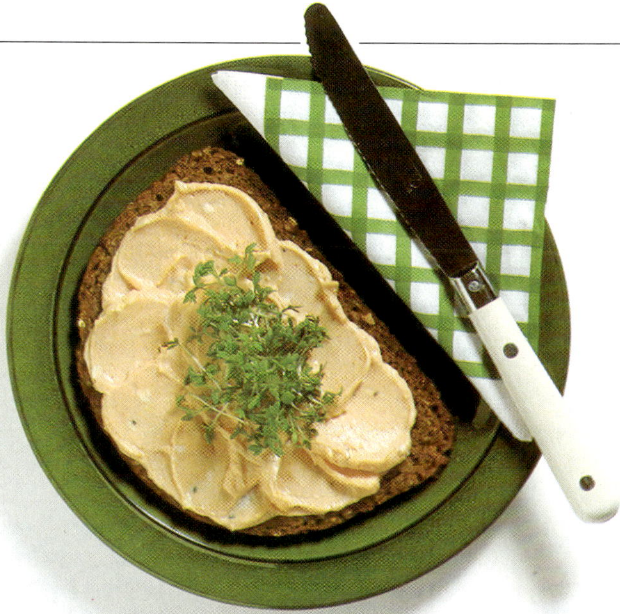

Vollkornbrot mit Kressecreme

Den Schmelzkäse mit einer Gabel zerdrücken und mit dem Magerquark und dem Tomatenmark gründlich verrühren. Mit Salz und Pfeffer würzen und auf das Vollkornbrot streichen. Die Kresse darüberstreuen.

1/2 Ecke Schmelzkäse (30 g, 20 % Fett), 1 Eßl. Magerquark, 1 Teel. Tomatenmark, Salz, Pfeffer, 1 Scheibe Vollkornbrot, 1 Eßl. Kresse (oder andere frische Kräuter)

Knäckebrot mit Radieschen-Frischkäse

Die Radieschen in dünne Scheiben schneiden. Den Frischkäse mit Radieschen, Paprikamark, Salz, Pfeffer und Schnittlauchröllchen vermengen und auf die Knäckebrote streichen.

1/2 Bund Radieschen, 1/2 Becher körniger Frischkäse (100 g), 1 Teel. Paprikamark, Salz, Pfeffer, Schnittlauch, 2 Scheiben Knäckebrot

Knäckebrot mit Gurkenquark

Den Magerquark mit Salatcreme, Salz und Rosenpaprika verrühren und auf die Knäckebrote streichen. Die Gurke in Würfel schneiden, den Dill hacken und beides über die Brote streuen.

3 Eßl. Magerquark, 1 Teel. Salatcreme, Salz, Rosenpaprika, 2 Scheiben Knäckebrot, 5 Scheiben Gurke, 1 Zweig Dill

Pumpernickel mit Marmelade und Apfel

1 Scheibe Pumpernickel, 1 Teel. Butter oder Margarine, 1/2 Teel. Marmelade, 1 kleiner Apfel

Den Pumpernickel mit Butter oder Margarine bestreichen. Die Marmelade dünn auf dem Brot verteilen. Den Apfel schälen, in Würfel schneiden und über das Brot streuen.

Weißbrot mit Banane

1 Eßl. Magerquark, 1 Teel. Kaffeesahne, Süßstoff, 1 Scheibe Weißbrot, 1 kleine Banane

Den Quark mit der Sahne und etwas Süßstoff verrühren und auf das geröstete Weißbrot streichen. Die Banane in Scheiben schneiden und auf dem Brot verteilen.

Vollkornbrot mit Kakaocreme

2 Eßl. Magerquark, 2 Teel. Kaffeesahne, Süßstoff, 1 Scheibe Vollkornbrot, 2 Teel. Instant-Kakaopulver

Den Quark mit der Sahne und etwas Süßstoff verrühren und auf das Vollkornbrot streichen. Das Kakaopulver darüberstreuen.

Vollkornbrot mit Zitronencreme

2 Eßl. Magerquark, 1 Eßl. Zitronensaft, Süßstoff, 1 Scheibe Vollkornbrot, 1 Teel. gehackte Haselnüsse

Den Quark mit Zitronensaft und Süßstoff glattrühren und auf das Vollkornbrot streichen. Die gehackten Haselnüsse darüberstreuen.

Pumpernickel mit Mandarinenquark

2 Eßl. Magerquark, 1 kleine Mandarine, Süßstoff, 1 Teel. gehackte Haselnüsse, 1 Scheibe Pumpernickel

Den Quark mit der kleingeschnittenen Mandarine, etwas Süßstoff und den gehackten Haselnüssen verrühren und auf den Pumpernickel streichen.

Vollkornbrot mit Marmelade

Das Vollkornbrot mit dem Magerquark bestreichen. Die Marmelade darauf verteilen. Sie können auch Gelee oder Honig nehmen.

1 Scheibe Vollkornbrot, 1 Eßl. Magerquark, 1 Teel. Marmelade

Brötchen mit Honig

Das Brötchen halbieren. Beide Hälften mit Butter oder Margarine bestreichen und mit Honig beträufeln.

1 Brötchen, 1 Teel. Butter oder Margarine, 1 Teel. Honig

Vollkornbrot mit Kirschquark

Den Magerquark mit etwas Kirschsaft und Süßstoff verrühren. Die Quarkmasse auf das Vollkornbrot streichen. Die Kirschen auf dem Brot verteilen.

2 Eßl. Magerquark, Süßstoff, 1 Scheibe Vollkornbrot, 1 Eßl. Kirschen (Glas)

Vollkornbrot mit Haselnußquark

Den Magerquark mit der Sahne verrühren und auf das Vollkornbrot streichen. Die gehackten Haselnüsse darüberstreuen und mit Honig beträufeln.

2 Eßl. Magerquark, 2 Teel. Kaffeesahne, 1/2 Scheibe Vollkornbrot, 1 Teel. gehackte Haselnüsse, 1 Teel. Honig

Knäckebrot mit Kiwiquark

Den Magerquark mit der Sahne und etwas Süßstoff verrühren und auf die beiden Scheiben Knäckebrot streichen. Die Kiwi schälen, in dünne Scheiben schneiden und auf den Broten verteilen.

2 Eßl. Magerquark, 2 Teel. Kaffeesahne, Süßstoff, 2 Scheiben Knäckebrot, 1 Kiwi

Frühstücksrezepte mit Ei

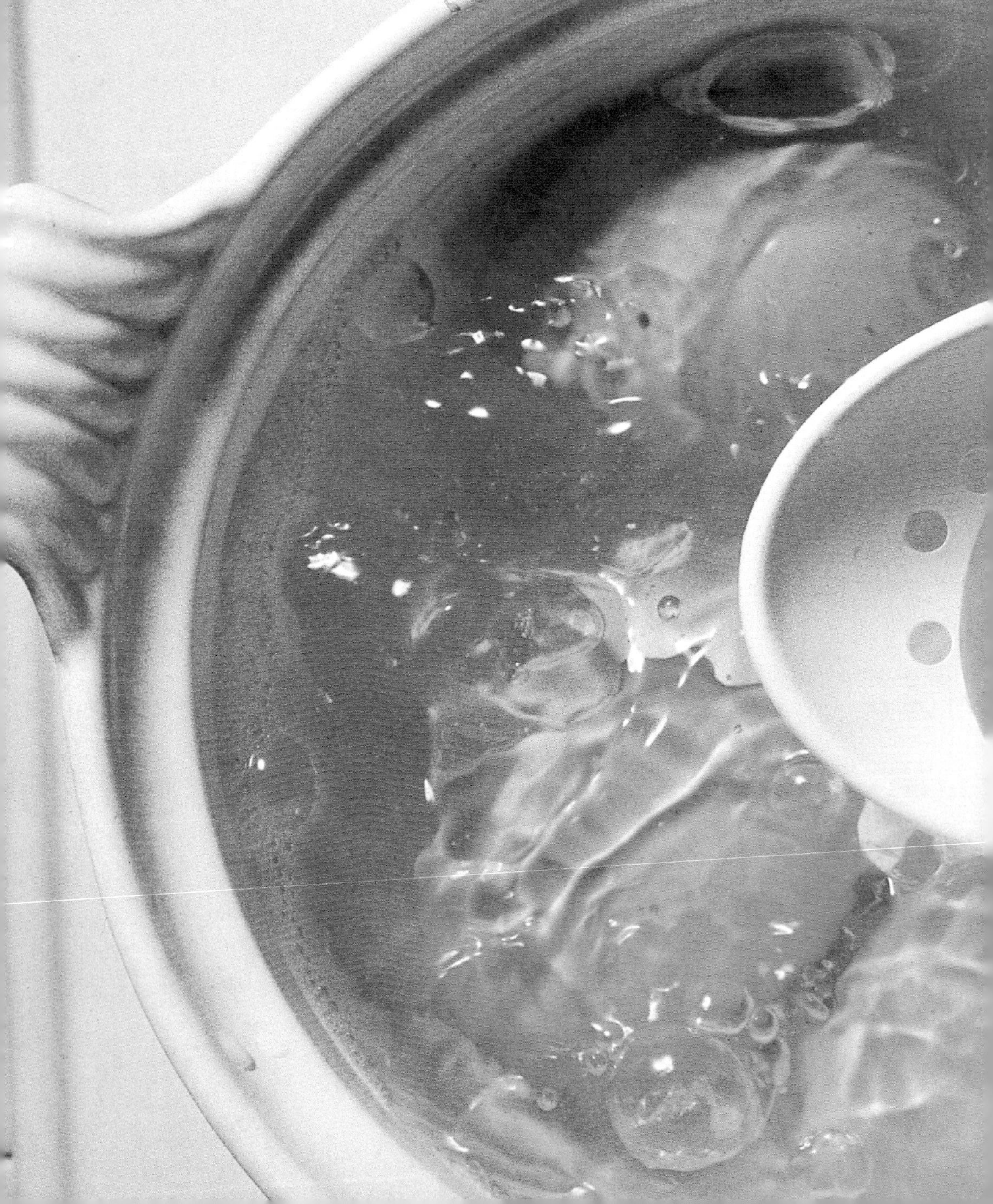

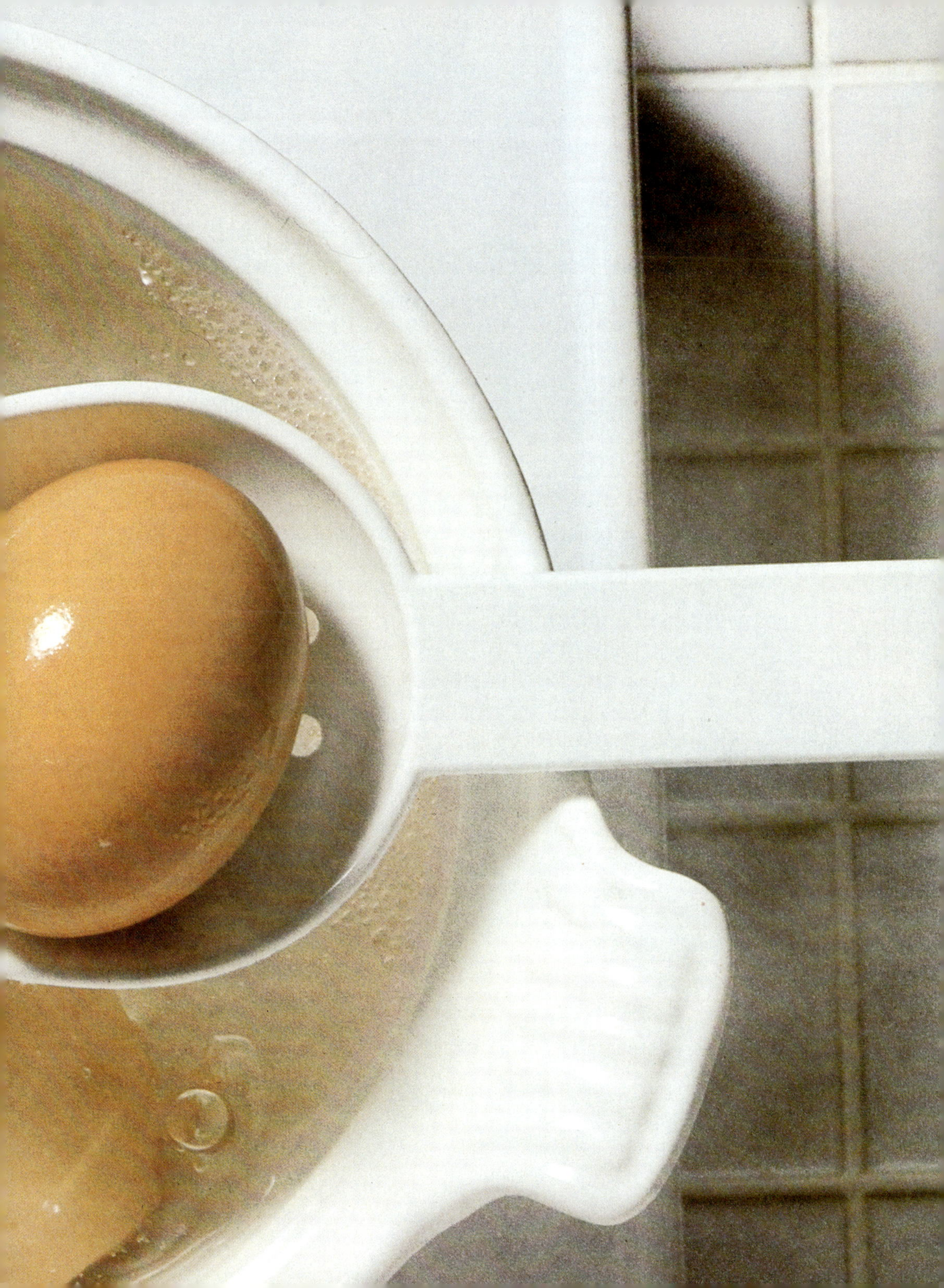

Ei mit Butterbrot

1 Ei, 1/2 Scheibe Vollkornbrot, 1 Teel. Butter oder Margarine, 1 Tomate, Salz, Pfeffer

Das Ei weich kochen. Das Vollkornbrot mit Butter oder Margarine bestreichen. Dazu gibt es eine Tomate mit Salz und Pfeffer.

Schnittlauchei im Glas

1 Ei, Salz, Pfeffer, 1 Teel. Butter oder Margarine, Schnittlauch, 1/2 Scheibe Vollkornbrot, 1 Teel. Tomatenmark

Das Ei weich kochen, pellen und in einem Glas anrichten. Mit Salz und Pfeffer würzen. Einen halben Teelöffel Butter oder Margarine und Schnittlauchröllchen darübergeben. Dazu gibt es ein dünn gebuttertes Vollkornbrot mit Tomatenmark.

Ei auf Pumpernickel

1 Scheibe Pumpernickel, 1 Teel. Tomatenmark, 1 Ei, Salz, Senf

Den Pumpernickel mit Tomatenmark bestreichen. Das Ei weich kochen, pellen, in Scheiben schneiden und auf dem Brot verteilen. Mit Salz und Senf würzen.

Ei auf Vollkornbrot

1 Scheibe Vollkornbrot, 1 Teel. Senf, einige Salatblätter, 1 Ei, Salz, Schnittlauch

Das Vollkornbrot mit Senf bestreichen und mit Salatblättern belegen. Das Ei hart kochen, in Scheiben schneiden und auf dem Brot verteilen. Mit Salz und Schnittlauchröllchen bestreuen.

Ei mit Käsebrot

1 Ei, 1/2 Scheibe Vollkornbrot, 1 Teel. Senf, einige Salatblätter, 1 Scheibe Schnittkäse (20 g, 30 % Fett)

Das Ei weich kochen. Das Vollkornbrot mit Senf bestreichen, mit Salatblättern und dem Käse belegen.

Ei mit Quarkbrot

1 Ei, 2 Eßl. Magerquark, Salz, Pfeffer, Zwiebelpulver, 1 Gewürzgurke, 1/2 Scheibe Vollkornbrot

Das Ei weich kochen. Den Magerquark mit Salz, Pfeffer, Zwiebelpulver und der kleingehackten Gewürzgurke verrühren und auf das Vollkornbrot streichen.

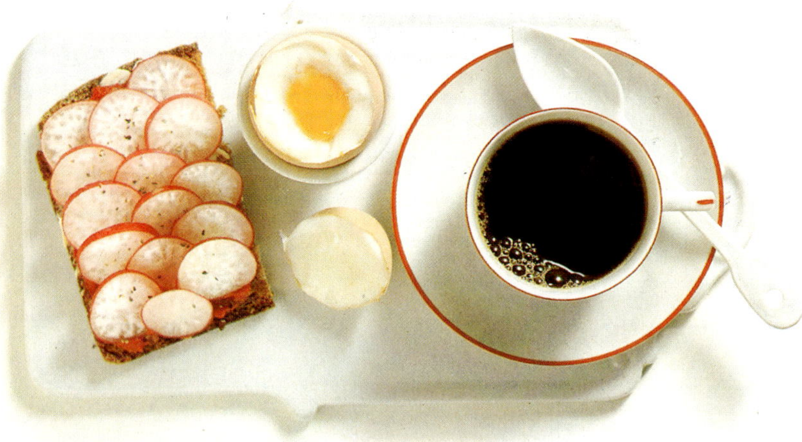

Ei mit Radieschenbrot

Das Vollkornbrot mit Butter oder Margarine und mit dem Tomatenmark bestreichen. Die Radieschen in dünne Scheiben schneiden und auf dem Brot verteilen. Mit Salz und Pfeffer würzen. Dazu gibt es ein weichgekochtes Ei.

1/2 Scheibe Vollkornbrot, 1 Messerspitze Butter oder Margarine, 1 Teel. Tomatenmark, 1/2 Bund Radieschen, Salz, Pfeffer, 1 Ei

Ei mit Gurkenbrot

Das Ei weich kochen. Das Weißbrot mit Butter oder Margarine bestreichen. Die Gurkenscheiben auf dem Brot verteilen und mit Salz und Pfeffer würzen.

1 Ei, 1 Scheibe Weißbrot, 1 Teel. Butter oder Margarine, einige Gurkenscheiben, Salz, Pfeffer

Ei mit Corned-beef-Brot

Das Ei weich kochen. Das Vollkornbrot mit Tomatenmark bestreichen und mit dem Corned beef belegen.

1 Ei, 1/2 Scheibe Vollkornbrot, 1 Teel. Tomatenmark, 1 Scheibe Corned beef (20 g)

Ei mit Leberwurstbrot

Das Ei weich kochen. Das Knäckebrot zuerst mit dem Tomatenmark und dann mit der Leberwurst bestreichen. Mit Schnittlauchröllchen bestreuen.

1 Ei, 1 Scheibe Knäckebrot, 1 Teel. Tomatenmark, 2 Teel. magere Leberwurst (20 g), Schnittlauch

Rührei mit Tomaten

1 Messerspitze Butter oder Margarine, 2 Tomaten, 1 Ei, Salz, Pfeffer, Schnittlauch, 1/2 Scheibe Vollkornbrot, 1 Teel. Tomatenmark

Die Butter oder Margarine in einer Pfanne erhitzen. Die Tomaten in Scheiben schneiden und darin dünsten. Das Ei mit Salz, Pfeffer und Schnittlauchröllchen verquirlen und über die Tomaten gießen. Gelegentlich wenden und stocken lassen. Dazu gibt es Vollkornbrot mit Tomatenmark.

Rührei mit Vollkornbrot

1 Ei, Salz, Schnittlauch, 1 Messerspitze Butter oder Margarine, 1/2 Scheibe Vollkornbrot, 1 Teel. Tomatenmark, Salatblätter

Das Ei mit wenig Salz und Schnittlauchröllchen verquirlen. Eine beschichtete Pfanne mit Butter oder Margarine auspinseln und heiß werden lassen. Die Eimasse in die Pfanne gießen und unter gelegentlichem Wenden stocken lassen. Das Vollkornbrot mit Tomatenmark bestreichen, mit Salatblättern belegen und das Rührei daraufsetzen.

Rührei mit Schinken

1 Messerspitze Butter oder Margarine, 1 Scheibe gekochter Schinken, 1 Ei, Salz, Petersilie, 1/2 Scheibe Weißbrot, 1 Tomate, Pfeffer

Eine Pfanne mit Butter oder Margarine auspinseln und heiß werden lassen. Den Schinken in Würfel schneiden und in der Pfanne anrösten. Das Ei mit etwas Salz und gehackter Petersilie verquirlen und über die Schinkenwürfel gießen. Gelegentlich wenden und stocken lassen. Dazu gibt es Weißbrot und die Achtel einer Tomate mit Salz und Pfeffer.

Rührei mit Corned beef

1 Messerspitze Butter oder Margarine, 1 Ei, Salz, 1 Scheibe Corned beef, 1 Scheibe Knäckebrot, 2 Teel. Tomatenmark, einige Gurkenscheiben, Dill

Die Butter oder Margarine in einer beschichteten Pfanne erhitzen. Das Ei mit wenig Salz verquirlen und in die Pfanne gießen. Das Corned beef würfeln, zugeben und unter gelegentlichem Wenden stocken lassen. Dazu Knäckebrot mit Tomatenmark, dünnen Gurkenscheiben und viel gehacktem Dill.

Pfannkuchen mit Kirschen

Das Ei mit Mehl, Wasser und Salz verquirlen. Die Butter oder Margarine in einer beschichteten Pfanne erhitzen. Die Eimasse hineingießen. Die Sauerkirschen darauf verteilen und alles bei schwacher Hitze mit geschlossenem Deckel stocken lassen.

1 Ei, 1 Teel. Mehl, 1 Teel. Wasser, 1 Prise Salz, 1 Teel. Butter oder Margarine, 2 Eßl. Sauerkirschen (Glas)

Pfannkuchen mit Apfel

Den Apfel schälen, in Stücke schneiden, mit etwas Süßstoff beträufeln und mit Zimt bestreuen. Alles gut mischen. Das Ei mit Mehl, Wasser und Salz verquirlen. Die Apfelstücke unterheben. Die Butter oder Margarine in einer beschichteten Pfanne erhitzen. Die Apfel-Eimasse hineingießen. Den Pfannkuchen bei schwacher Hitze und geschlossenem Deckel stocken lassen.

1 Apfel, Süßstoff, 1/2 Teel. Zimt, 1 Ei, 1 Teel. Mehl, 1 Teel. Wasser, 1 Prise Salz, 1 Teel. Butter oder Margarine

Pfannkuchen mit Honig

Das Ei mit Mehl, Wasser und Salz verquirlen. In einer beschichteten Pfanne die Butter oder Margarine erhitzen und die Eimasse hineingießen. Den Pfannkuchen von beiden Seiten goldbraun braten. Auf einen Teller gleiten lassen und mit Honig beträufeln.

1 Ei, 1 Teel. Mehl, 1 Teel. Wasser, 1 Prise Salz, 1 Teel. Butter oder Margarine, 1 Teel. Honig

Pfannkuchen mit Haselnußcreme

Den Quark mit Zitronensaft, Süßstoff und gehackten Haselnüssen verrühren. Das Ei mit Mehl, Wasser und Salz verquirlen. Die Butter oder Margarine in einer beschichteten Pfanne erhitzen. Die Eimasse hineingießen. Den Pfannkuchen von beiden Seiten goldbraun braten. Auf einen Teller gleiten lassen, mit der Quarkmasse bestreichen und zusammenklappen.

1 Eßl. Magerquark, 1 Teel. Zitronensaft, 1 Spritzer Süßstoff, 1 Teel. gehackte Haselnüsse, 1 Ei, 1 Teel. Mehl, 1 Teel. Wasser, 1 Prise Salz, 1 Teel. Butter oder Margarine

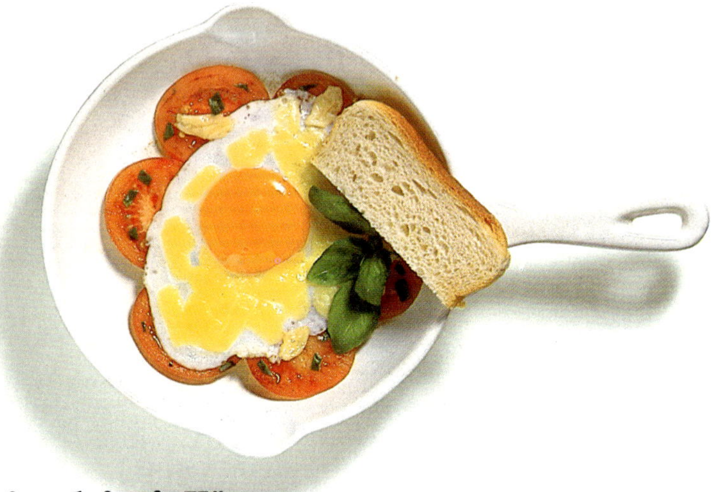

Spiegelei mit Käse

1 Messerspitze Butter oder Margarine, 1 Tomate, Salz, Basilikum, 1 Ei, 1 Scheibe Schnittkäse (20 g, 30 % Fett), 1/2 Scheibe Weißbrot

Eine Pfanne mit Butter oder Margarine auspinseln und erhitzen. Die Tomate in Scheiben schneiden und in der Pfanne dünsten. Mit Salz und Basilikum würzen. Das Ei aufschlagen und auf den Tomatenscheiben als Spiegelei braten. Den Käse würfeln und darüberstreuen. Dazu Weißbrot.

Spiegelei auf Vollkornbrot

1 Teel. Butter oder Margarine, 1 Ei, Salz, Pfeffer, 1/2 Scheibe Vollkornbrot, 1 Tomate, Petersilie

Die Butter oder Margarine in einer beschichteten Pfanne erhitzen. Das Ei hineinschlagen und zu einem Spiegelei braten. Mit Salz und Pfeffer würzen. Das Ei auf das Vollkornbrot setzen. Die Tomate in Achtel teilen und rund um das Spiegelei legen. Mit gehackter Petersilie bestreuen.

Spiegelei mit Schinken- und Weißbrotwürfeln

1/2 Scheibe Weißbrot, 1 Scheibe gek. Schinken (20 g), 1 Teel. Butter o. Margarine, 1 Ei, Salz, Pfeffer, Schnittlauch

Weißbrot und Schinken würfeln und in einer heißen, beschichteten Pfanne knusprig rösten. Die Butter oder Margarine zugeben. Das Ei darüber aufschlagen und zu einem Spiegelei braten. Mit Salz, Pfeffer und Schnittlauch würzen.

Spiegelei mit Schinken

Eine Pfanne mit Butter oder Margarine auspinseln. Den Schinken in Streifen schneiden und anrösten. Das Ei aufschlagen, über den Schinken geben und zu einem Spiegelei braten. Mit Salz und Pfeffer würzen, mit Petersilie bestreuen und auf das Vollkornbrot geben.

1 Messerspitze Butter oder Margarine, 1 Scheibe gekochter Schinken, 1 Ei, Salz, Pfeffer, Petersilie, 1/2 Scheibe Vollkornbrot

Strammer Mini-Max

Die Schinkenwürfel auf dem Vollkornbrot verteilen. Eine Pfanne mit Butter oder Margarine auspinseln und erhitzen. Das Ei aufschlagen und in der Pfanne als Spiegelei braten. Mit Salz und grob gemahlenem Pfeffer würzen und auf das Brot setzen.

1 Scheibe gekochter Schinken (20 g), 1/2 Scheibe Vollkornbrot, 1 Messerspitze Butter oder Margarine, 1 Ei, Salz, Pfeffer

Spiegelei mit Buttertoast

Eine beschichtete Pfanne mit Butter oder Margarine auspinseln und erhitzen. Die Tomaten in Scheiben schneiden und in der Pfanne dünsten. Das Ei aufschlagen, dazugeben und als Spiegelei braten. Mit Salz, Pfeffer und Basilikum würzen. Dazu ein gebutterter Toast.

1 1/2 Teel. Butter oder Margarine, 2 Tomaten, 1 Ei, Salz, Pfeffer, Basilikum, 1/2 Scheibe Weißbrot

Spiegelei auf Weißbrot

Eine Pfanne mit Butter oder Margarine auspinseln. Heiß werden lassen. Das Ei aufschlagen und zu einem Spiegelei braten. Mit Salz, Pfeffer und Schnittlauchröllchen bestreuen und auf das Weißbrot geben. Die Gurkenscheiben um das Spiegelei legen und mit wenig Salz würzen.

1 Messerspitze Butter oder Margarine, 1 Ei, Salz, Pfeffer, Schnittlauch, 1 Scheibe Weißbrot, einige Gurkenscheiben

Joghurt mit Birne

1 Becher Magermilchjoghurt (150 g), 1 Eßl. Magerquark, Süßstoff, abgeriebene Zitronenschale, 2 Teel. Kaffeesahne, 1 Birne, 1 Teel. Zitronensaft, 2 Eßl. Corn flakes

Den Joghurt mit Quark, Süßstoff, abgeriebener Zitronenschale und Sahne verrühren. Die Birne schälen, das Kerngehäuse entfernen und in Stücke schneiden. Mit Zitronensaft beträufeln und unter den Joghurt ziehen. Mit Corn flakes bestreuen.

Joghurt mit Mandarine

1 Becher Magermilchjoghurt (150 g), Süßstoff, 1 Teel. gehackte Haselnüsse, 1 Eßl. Haferflocken, 1 Mandarine, 2 Eßl. Corn flakes

Den Joghurt mit Süßstoff, gehackten Haselnüssen und Haferflocken verrühren und etwas quellen lassen. Die Mandarine schälen und in Stücke schneiden. Unter den Joghurt heben. Mit Corn flakes bestreuen.

Joghurt mit Banane

1 Banane, 1/2 Becher Vollmilchjoghurt, Süßstoff, 2 Teel. Zitronensaft, abgeriebene Zitronenschale, 1 Eßl. Haferflocken

Die Banane mit einer Gabel zerdrücken und mit dem Joghurt, Süßstoff, Zitronensaft und -schale cremig rühren. Die Haferflocken darüberstreuen. Wer will, kann sie vorher rösten.

Joghurt mit Orange und Rosinen

1 Becher Magermilchjoghurt (150 g), Süßstoff, abgeriebene Orangenschale (ungespritzt), 3 Teel. Kaffeesahne, 2 Teel. Rosinen, 1 kl. Orange, 2 Eßl. Corn flakes

Den Joghurt mit Süßstoff, abgeriebener Orangenschale und Sahne cremig rühren. Die gewaschenen Rosinen und die kleingeschnittene Orange unterheben. Mit Corn flakes bestreuen.

Joghurt mit gemischtem Obst

1 Becher Magermilchjoghurt (150 g), Süßstoff, 2 Teel. Kaffeesahne, 1/2 Apfel, 1/2 kleine Orange, 1/2 kleine Banane, 1/2 Eßl. Weizenkeime

Den Joghurt mit Süßstoff und Sahne verrühren. Apfel, Orange und Banane schälen und in kleine Stücke schneiden. Das Obst unter den Joghurt ziehen und mit Weizenkeimen bestreuen.

Joghurt mit Sauerkirschen

Den Joghurt mit wenig Süßstoff verrühren. Die Kirschen unterheben und mit den gehackten Haselnüssen bestreuen.

1 Becher Vollmilchjoghurt, (150 g), Süßstoff, 2 Eßl. Sauerkirschen (Glas), 1 Teel. gehackte Haselnüsse

Joghurt mit Himbeeren

Den Joghurt mit etwas Süßstoff cremig rühren. Die gewaschenen Beeren unterheben. Den Pumpernickel zerkrümeln und darüberstreuen.

1 Becher Vollmilchjoghurt (150 g), Süßstoff, 100 g Himbeeren oder anderes Beerenobst, 1/2 Scheibe Pumpernickel

Joghurt mit Apfel

Den Joghurt mit Süßstoff und Zitronensaft verrühren. Den Apfel schälen, entkernen und in Stücke schneiden. Den Apfel unter den Joghurt heben und mit Nüssen bestreuen.

1 Becher Vollmilchjoghurt (150 g), Süßstoff, 2 Teel. Zitronensaft, 1 Apfel, 1 Teel. gehackte Haselnüsse

Joghurt mit Apfel und Corn flakes

Den Apfel schälen und raspeln, mit Zitronensaft beträufeln. Den Joghurt mit Quark, Süßstoff und Zimt verrühren und den geraspelten Apfel unterziehen. Die Corn flakes darüberstreuen.

1 Apfel, 2 Teel. Zitronensaft, 1 Becher Magermilchjoghurt (150 g), 2 Eßl. Magerquark, Süßstoff, 1 Messerspitze Zimt, 2 Eßl. Corn flakes

Joghurt mit Kakao und Corn flakes

Den Joghurt mit Kakaopulver, Süßstoff und den Weizenkeimen verrühren. Die Corn flakes darüberstreuen.

1 Becher Vollmilchjoghurt (150 g), 2 Teel. Instant-Kakaopulver, Süßstoff, 1 Eßl. Weizenkeime, 2 Eßl. Corn flakes

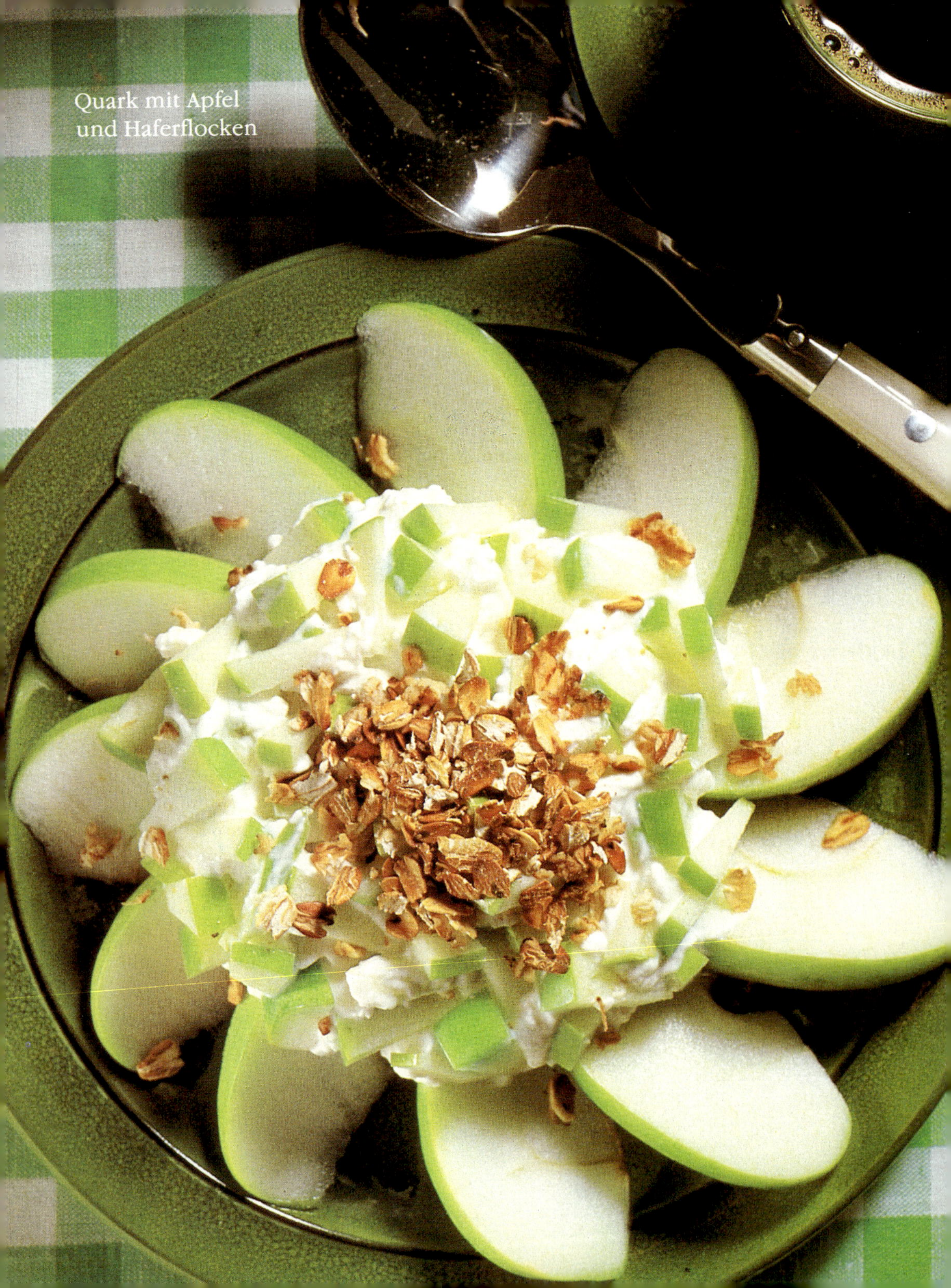

Quark mit Apfel
und Haferflocken

Quark mit Apfel und Haferflocken (Foto)

Den Quark mit der Sahne, Zitronensaft und etwas Süßstoff cremig rühren. Den Apfel in Stücke schneiden und unter den Quark heben. Die Haferflocken darüberstreuen. Wer will, kann sie vorher in einer beschichteten Pfanne anrösten.

3 Eßl. Magerquark, 3 Teel. Kaffeesahne, 1 Teel. Zitronensaft, Süßstoff, 1 Apfel, 1 Eßl. Haferflocken

Quark mit Orange

Die Orange halbieren, die eine Hälfte auspressen. Den Saft mit dem Quark, etwas Süßstoff und der Weizenkleie verrühren. Das Fruchtfleisch der anderen Hälfte kleinschneiden und unterziehen. Mit Weizenkeimen bestreuen.

1 Orange, 3 Eßl. Magerquark, Süßstoff, 1 Eßl. Weizenkleie, 1 Teel. Weizenkeime

Quark mit Birne und Nüssen

Den Quark mit Sahne, Süßstoff und Zitronensaft verrühren. Die Weizenkleie untermischen. Die Birne schälen, in Stücke schneiden und dazugeben. Mit den gehackten Haselnüssen bestreuen.

3 Eßl. Magerquark, 3 Teel. Kaffeesahne, Süßstoff, 1 Teel. Zitronensaft, 1 Eßl. Weizenkleie, 1 Birne, 1 Teel. gehackte Haselnüsse

Quark mit Ananas und Rosinen

Den Quark mit der Sahne, etwas Süßstoff, den gewaschenen Rosinen und der kleingeschnittenen Ananas vermischen. Die Weizenkeime darüberstreuen.

3 Eßl. Magerquark, 3 Teel. Kaffeesahne, Süßstoff, 2 Teel. Rosinen, 1 Scheibe Ananas (Dose), 2 Eßl. Weizenkeime

Quark mit Mandarine

Den Quark mit Sahne, etwas Süßstoff und abgeriebener Zitronenschale verrühren. Die Mandarine schälen, in Stücke schneiden und unter den Quark heben. Mit Haferflocken und Haselnüssen bestreuen.

3 Eßl. Magerquark, 3 Teel. Kaffeesahne, Süßstoff, abgeriebene Zitronenschale, 1 Mandarine, 1 Eßl. Haferflocken, 1 Teel. Haselnüsse

Quark mit Banane

1 Banane, 3 Eßl. Magerquark, 2 Teel. Zitronensaft, Süßstoff, 3 Teel. Kaffeesahne, 1 Teel. Weizenkeime

Die Banane halbieren. Die eine Hälfte mit einer Gabel zerdrücken. Quark, Zitronensaft, etwas Süßstoff, Sahne und Weizenkeime zugeben und alles gut verrühren. Die andere Hälfte der Banane in Scheiben schneiden und auf dem Quark verteilen.

Quark mit Kirschen und Corn flakes

3 Eßl. Magerquark, 3 Teel. Kaffeesahne, Süßstoff, 3 Eßl. Sauerkirschen (Glas), 1 Eßl. Corn flakes

Den Quark mit Sahne und etwas Süßstoff verrühren. Die Kirschen unterheben und mit Corn flakes bestreuen.

Quark mit Johannisbeeren und Nüssen

3 Eßl. Magerquark, 3 Teel. Kaffees., Süßstoff, 1 Eßl. Weizenkeime, 100 g Johannisb. o. anderes Beerenobst, 1 Teel. geh. Haselnüsse

Den Quark mit der Sahne, etwas Süßstoff und den Weizenkeimen verrühren. Die Johannisbeeren waschen und unter den Quark mischen. Mit den gehackten Nüssen bestreuen.

Quark mit Radieschen

4 Eßl. Magerquark, 4 Teel. Kaffeesahne, Salz, Pfeffer, 1 Bund Radieschen, 1/2 Scheibe Pumpernickel

Den Quark mit Sahne, Salz und Pfeffer verrühren. Die Radieschen waschen, in Scheiben schneiden und unter den Quark mischen. Dazu Pumpernickel.

Quark mit Kräutern

4 Eßl. Magerquark, Selleriesalz, 4 Teel. Kaffeesahne, 2 Eßl. frische Kräuter (Petersilie, Schnittlauch, Dill, Kresse), 1/2 Scheibe Vollkornbrot

Den Quark mit Selleriesalz und Sahne verrühren. Die Kräuter hacken und unterziehen. Dazu Vollkornbrot.

Frischkäse mit Staudensellerie

Den Staudensellerie waschen und in Würfel schneiden. Unter den Frischkäse heben und mit Salz und Pfeffer würzen. Dazu gibt es Pumpernickel mit Salatcreme.

1 Stange Staudensellerie, 1/2 Becher körniger Frischkäse (100 g), Salz, Pfeffer, 1/2 Scheibe Pumpernickel, 1 Teel. Salatcreme

Frischkäse mit Gurke und Dill

Die Gurke schälen und in Würfel schneiden, den Dill hacken. Gurke und Dill mit dem Frischkäse mischen. Mit Salz und Pfeffer würzen. Dazu Vollkornbrot mit Butter oder Margarine.

50 Gramm Gurke, 1/2 Bund Dill, 1/2 Becher körniger Frischkäse (100 g), Salz, Pfeffer, 1/2 Scheibe Vollkornbrot, 1 Teel. Butter oder Margarine

Frischkäse mit Tomaten und Basilikum

Das Tomateninnere mit dem Frischkäse mischen. Das Tomatenfleisch in Würfel schneiden, die Basilikumblätter grob hacken. Beides unter den Frischkäse heben und mit Salz und Pfeffer würzen. Dazu gibt es Knäckebrot mit Butter oder Margarine.

2 Tomaten, 1/2 Becher körniger Frischkäse (100 g), 5 Basilikumblätter, Salz, Pfeffer, 1 Scheibe Knäckebrot, 1 Teel. Butter oder Margarine

Frischkäse mit Apfel und Zimt

Den Apfel schälen, das Gehäuse entfernen und den Apfel in kleine Stücke schneiden. Mit Süßstoff und Zimt mischen und unter den Frischkäse heben. Dazu Zwieback.

1 Apfel, Süßstoff, 1/2 Teel. Zimt, 1/2 Becher körniger Frischkäse (100 g), 1 Zwieback

Frischkäse mit Banane

Den Frischkäse mit Süßstoff und Zitronensaft mischen. Die Banane in Scheiben schneiden und unter den Frischkäse heben.

1/2 Becher körniger Frischkäse (100 g), Süßstoff, 2 Teel. Zitronensaft, 1 Banane

Frischkäse mit Kirschen

Den Frischkäse mit Sahne und Süßstoff vermischen. Die Sauerkirschen in ein Schälchen füllen und den Frischkäse obendrauf geben.

1/2 Becher körniger Frischkäse (100 g), 3 Teel. Kaffeesahne, Süßstoff, 3 Eßl. Sauerkirschen (Glas)

Buttermilch mit Orangenschale

1/8 Liter Buttermilch, 3 Eßl. Magerquark, Süßstoff, Schale von einer halben ungespritzten Orange, 1 Eßl. Weizenkeime, 3 Eßl. Corn flakes

Die Buttermilch mit dem Quark verrühren. Mit Süßstoff süßen. Die abgeriebene Orangenschale und die Weizenkeime unterziehen. Zum Schluß die Corn flakes darüberstreuen.

Buttermilch mit Apfel und Rosinen

1/8 Liter Buttermilch, 2 Eßl. Magerquark, Süßstoff, 1 Apfel, 2 Teel. Rosinen, 1 Eßl. Weizenkeime

Die Buttermilch mit dem Quark verrühren, mit Süßstoff süßen. Den Apfel schälen und in Stücke schneiden, die Rosinen waschen. Beides in die Buttermilch geben. Mit Weizenkeimen bestreuen.

Kakao mit gerösteten Haferflocken

1/4 Liter Trinkmilch, Süßstoff, 2 Teel. Instant-Kakaopulver, 1 Teel. Haferflocken

Die Milch erhitzen. Wenig Süßstoff und das Kakaopulver hineinstreuen und umrühren. Mit gerösteten Haferflocken bestreuen. Wer mag, kann dieses Gericht auch kalt essen.

Milch mit Pfirsich und Nüssen

1/8 Liter Trinkmilch, 2 Eßl. Magerquark, Süßstoff, 1 Pfirsich, 1 Teel. gehackte Haselnüsse

Die gut gekühlte Milch mit dem Quark verrühren, mit Süßstoff süßen. Die Haut vom Pfirsich abziehen. Das Fruchtfleisch in Scheiben schneiden und in einen tiefen Teller geben. Die Milch darübergießen. Mit Nüssen bestreuen.

Milch mit Corn flakes

1/4 Liter Trinkmilch, Süßstoff, 2 Eßl. Corn flakes

Die Milch mit Süßstoff süßen und in einen tiefen Teller gießen. Die Corn flakes darüberstreuen.

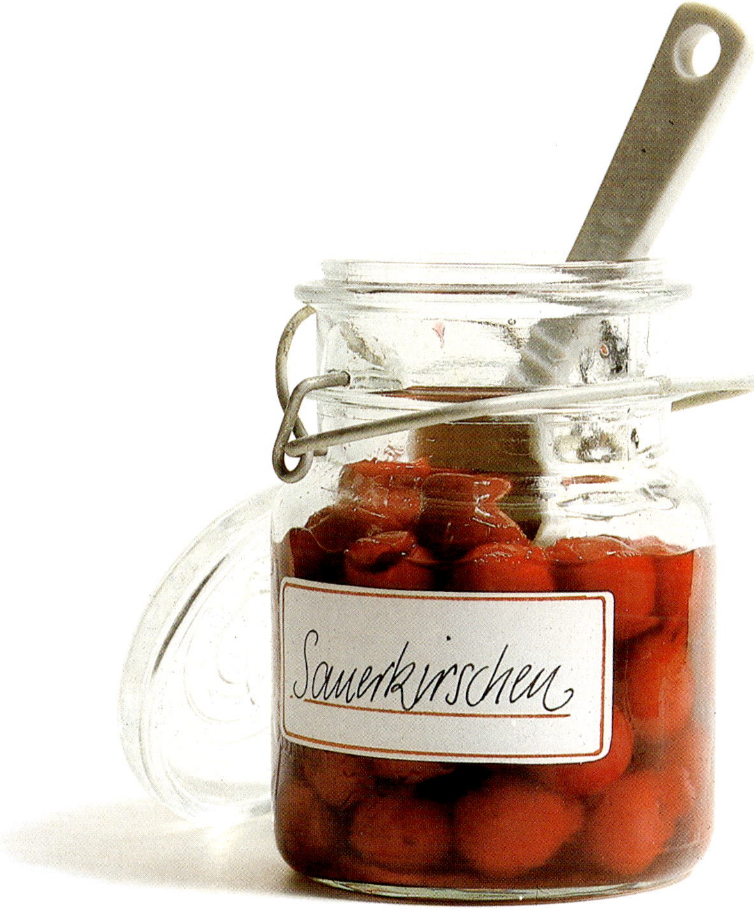

Milch mit Kirschen und Corn flakes

Die Milch mit Süßstoff und Zimt verrühren. Die Sauerkirschen zugeben. Alles in einen tiefen Teller füllen. Mit Corn flakes bestreuen.

1/4 Liter Magermilch, Süßstoff, 1 Messerspitze Zimt, 3 Eßl. Sauerkirschen (Glas), 2 Eßl. Corn flakes

2

Mittagessen mit 400 Kalorien

Hier kommen nun die Hauptmahlzeiten, eine vielfältige Mischung aus schnellen und preiswerten Gerichten. Es sind aber auch ein paar aufwendigere darunter für die Hobbyköche und -köchinnen, die am Wochenende gern ein bißchen mehr Zeit beim Brutzeln verbringen. Ganz wichtig: Berufstätige finden eine ganze Reihe von Mahlzeiten, die sie mit an den Arbeitsplatz nehmen können. Jedes Rezept ist für eine Person berechnet und enthält 400 Kalorien.

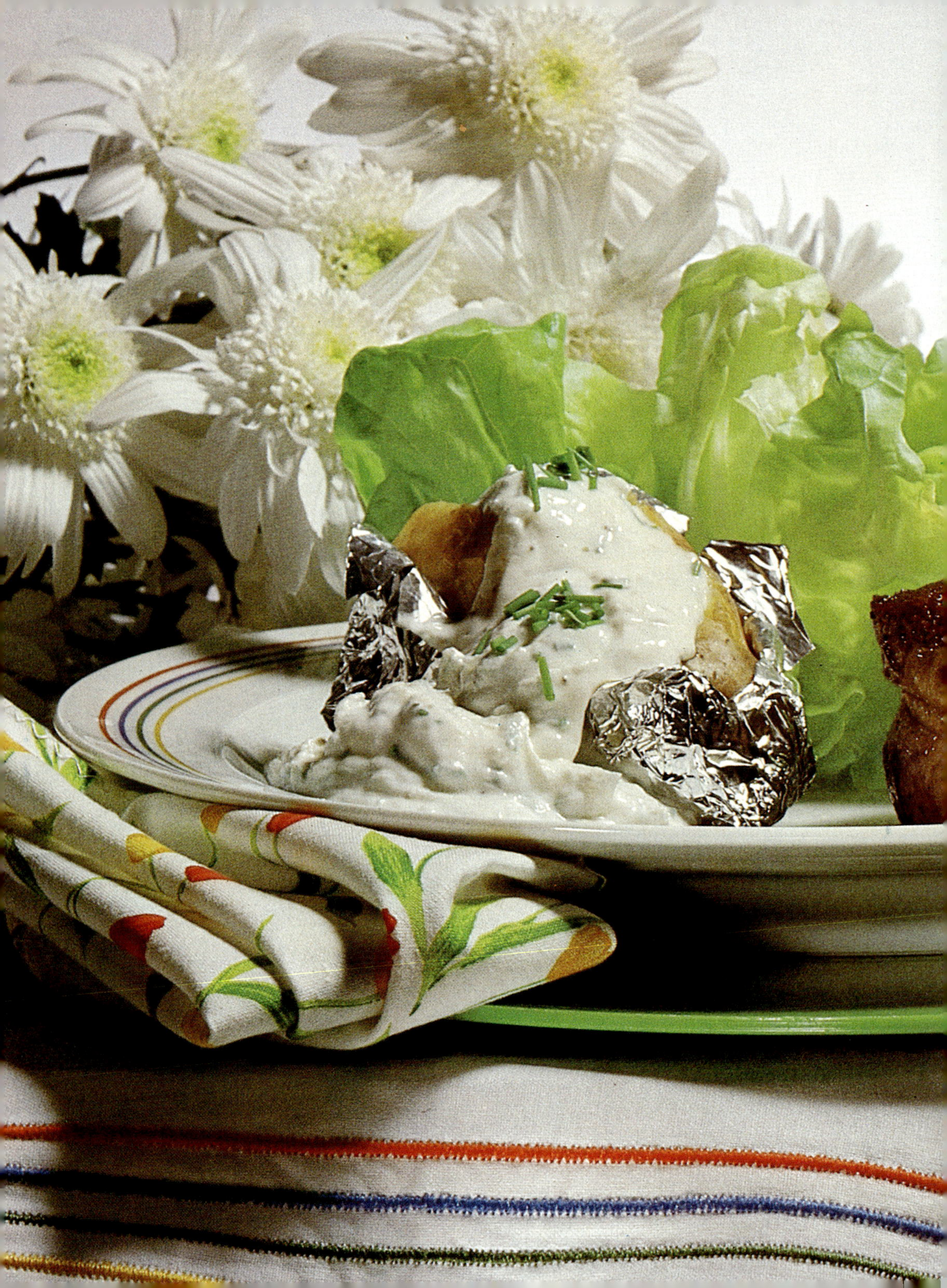

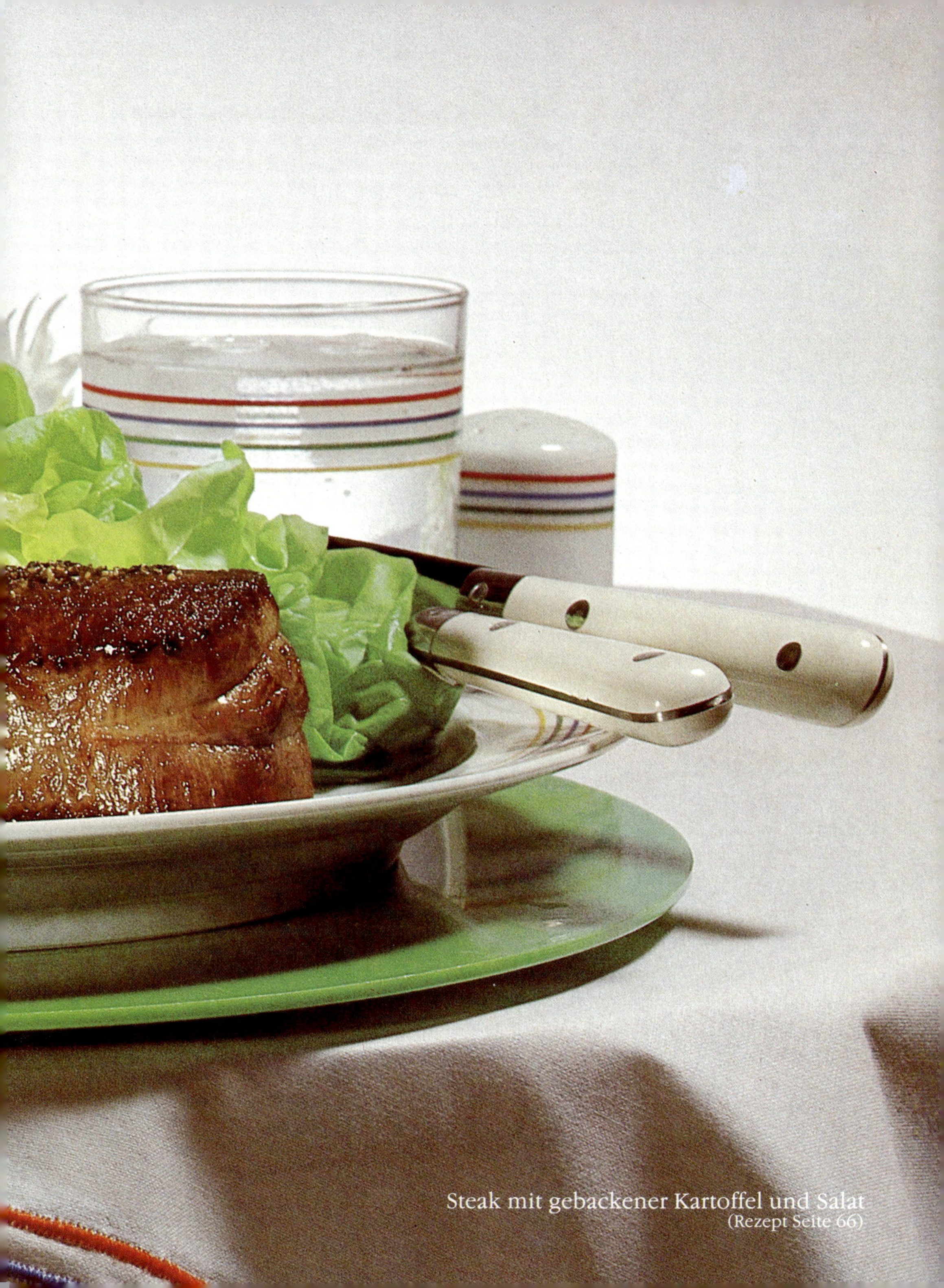

Steak mit gebackener Kartoffel und Salat
(Rezept Seite 66)

Steak mit gebackener Kartoffel und Salat

(Foto S. 64/65)

1 große Kartoffel, 1 Stück Alufolie, 2 Eßl. Magerquark, 2 Teel. Crème fraîche, Salz, Knoblauchpulver, Schnittlauch, 150 Gramm Filetsteak, 1/2 Teel. Öl, Pfeffer, 1 Portion Kopfsalat, 1 Teel. Zitronensaft, 1 Eßl. Wasser, Süßstoff

Die Kartoffel waschen, in Alufolie wickeln und im Ofen 45 Minuten bei 200 Grad/Gas Stufe 3 backen. Dazu eine Soße aus Quark, Crème fraîche, Salz, Knoblauchpulver und Schnittlauchröllchen. Das Steak mit Öl bepinseln, auf beiden Seiten je vier Minuten braten. Mit Salz und grob gemahlenem Pfeffer würzen. Dazu gibt es einen Salat mit Soße aus Zitronensaft, Wasser, Salz und Süßstoff.

Pfeffersteak mit grünen Bohnen

200 Gramm grüne Bohnen, Salz, Petersilie, 1 mittelgroße Kartoffel, 1 Messerspitze Edelsüß-Paprika, 150 Gramm Filetsteak, 1/2 Teel. Öl, 1 Teel. Butter oder Margarine, 1 Teel. grüner Pfeffer, 1 Zitronenspalte

Die Bohnen putzen, waschen und in wenig Salzwasser nicht zu weich kochen. Mit gehackter Petersilie und Salz würzen. Die Kartoffel kochen, pellen und mit Edelsüß-Paprika bestäuben. Das Filetsteak mit Öl bepinseln und von jeder Seite vier Minuten braten. Danach salzen. In der Zwischenzeit die Butter oder Margarine mit dem grünen Pfeffer zerdrücken und auf das heiße Fleisch geben. Mit einer Zitronenspalte und einem Petersiliensträußchen verzieren.

Filetsteak mit Kräuterbutter und Salat

2 mittelgroße Kartoffeln, Salz, 1 Teel. Kümmel, 1 Portion Kopfsalat, 2 Teel. Zitronensaft, 1 Eßl. Wasser, Süßstoff, 150 Gramm Filetsteak, 1/2 Teel. Öl, 1 Teel. Butter oder Margarine, 2 Teel. gehackte Kräuter (Schnittlauch, Petersilie, Dill)

Die Kartoffeln in Salzwasser mit Kümmel zu Pellkartoffeln kochen. Den Kopfsalat waschen, zerpflücken und in einer Soße aus einem Teelöffel Zitronensaft, Wasser, Salz und Süßstoff ziehen lassen. Das Filetsteak mit Öl bepinseln und auf jeder Seite vier Minuten braten. Die Butter oder Margarine mit Salz, gehackten Kräutern und Zitronensaft verkneten und auf das heiße Steak geben.

Filetsteak mit Champignons und Knoblauchbrot

Das Filet mit Öl bepinseln und auf jeder Seite vier Minuten braten. Mit Salz und Pfeffer würzen und warmstellen. Die Champignons putzen, blättrig schneiden und in die Pfanne tun. Mit Zitronensaft, Salz und Pfeffer würzen, kurz erhitzen und auf das Fleisch geben. Den Bratensatz mit Wasser und Crème fraîche lösen, mit wenig Salz und Schnittlauchröllchen würzen. Die Soße über die Champignons gießen. Dazu Meterbrot mit Butter und Knoblauchsalz.

150 Gramm Filetsteak, 1/2 Teel. Öl, Salz, Pfeffer, 100 Gramm Champignons, 1 Teel. Zitronensaft, 2 Teel. Wasser, 3 Teel. Crème fraîche, Schnittlauch, 2 Scheiben Meterbrot oder 1 Scheibe Weißbrot, 1/2 Teel. Butter oder Margarine, Knoblauchsalz

Steak alla Pizzaiola

Das Steak mit Öl bepinseln und in einer heißen Pfanne auf jeder Seite vier Minuten braten. Herausnehmen und warmstellen. Butter oder Margarine in der Pfanne erhitzen, die gewürfelte Zwiebel zugeben und glasig werden lassen. Die kleingeschnittenen Tomaten, Tomatenmark, Oregano, zerdrückten Knoblauch, Basilikum, wenig Salz und Pfeffer zugeben und die Soße etwas einkochen. Dann über das Fleisch geben. Dazu Weißbrot.

150 Gramm mageres Rindfleisch, 1/2 Teel. Öl, 1 Teel. Butter oder Margarine, 1 Zwiebel, 3 Tomaten, 2 Teel. Tomatenmark, Oregano, 1 kleine Knoblauchzehe, Basilikum, Salz, Pfeffer, 1 Scheibe Weißbrot

Ochsenlende mit Zwiebeln und Blumenkohl

Den Blumenkohl in Salzwasser nicht zu weich kochen. Das Öl in der Pfanne erhitzen, das Fleisch auf jeder Seite vier Minuten braten. Die in Ringe geschnittenen Zwiebeln zugeben und glasig werden lassen. Die Zwiebeln auf das Fleisch legen, mit Salz und Pfeffer würzen und warmstellen. Die Semmelbrösel in der noch heißen Pfanne rösten und auf den Blumenkohl streuen.

1/2 kleiner Blumenkohl, Salz, 1 Teel. Öl, 150 Gramm Ochsenlende, 2 Zwiebeln, Pfeffer, 2 Teel. Semmelbrösel

Filetsteak mit überbackenem Porree

1 Stange Porree (150 g), Salz, Süßstoff, 150 Gramm Filetsteak, 1/2 Teel. Öl, Pfeffer, 1 Eßl. geriebener Käse (10 g, 45 % Fett), 2 Eßl. gekochter Reis

Den Porree putzen, waschen, in fünf Zentimeter lange Stücke schneiden und in Salzwasser mit etwas Süßstoff garen. Das Steak mit Öl bepinseln und auf jeder Seite vier Minuten braten. Salzen, pfeffern und warmstellen. Den Porree in die Pfanne tun, den Käse darüberstreuen. Den Reis am Pfannenrand verteilen. Den Deckel so lange schließen, bis der Käse geschmolzen und der Reis warm ist.

Gulasch mit Sauerkraut und Kartoffelpüree

2 Zwiebeln, 1 kl. Knoblauchzehe, 1 Teel. Öl, 125 Gramm mageres Rindfleisch, 1 Teel. Edelsüß-Paprika, 2 Teel. Tomatenmark, 2 Tassen Wasser, 150 Gramm Sauerkraut (Dose), Salz, 1/2 Teel. Kümmel, 1 Messerspitze Rosenpaprika, 5 Eßl. Kartoffelpüreeflocken (Fertigprodukt), 1 Messerspitze Butter

Die Zwiebeln in Ringe schneiden, die Knoblauchzehe hacken, beides in Öl glasig dünsten. Das Rindfleisch würfeln und anbraten. Edelsüß-Paprika und Tomatenmark zugeben. Eine Tasse Wasser zugießen und 30 Minuten auf schwacher Hitze kochen. Dem Sauerkraut Salz, Kümmel und Rosenpaprika hinzufügen und im geschlossenen Topf etwa 30 Minuten bei geringer Hitze schmoren. Dazu gibt es Kartoffelpüree – aus einer knappen Tasse heißem Salzwasser, Kartoffelpüreeflocken und Butter.

Frikadelle mit Spinat und Kartoffelschnee

150 Gramm TK-Spinat, Salz, Pfeffer, Muskat, 100 Gramm Beefsteakhack, 1 kl. Zwiebel, 1 Teel. Weizenkleie, 1 Teel. Paprikamark, Thymian, 1 Teel. Wasser, 1/2 Teel. Öl, 2 mittelgroße Kartoffeln, 1 Teel. Butter oder Margarine

Spinat auftauen, bei kleiner Hitze erwärmen und mit Salz, Pfeffer und Muskat würzen. Beefsteakhack mit der geriebenen Zwiebel, Weizenkleie, Paprikamark, Salz, Pfeffer, Thymian und kaltem Wasser verkneten. Zu einer Frikadelle formen und in einer beschichteten Pfanne in Öl von beiden Seiten braten. Die Kartoffeln schälen, in Salzwasser kochen und mit etwas Kochwasser und Butter zerdrücken.

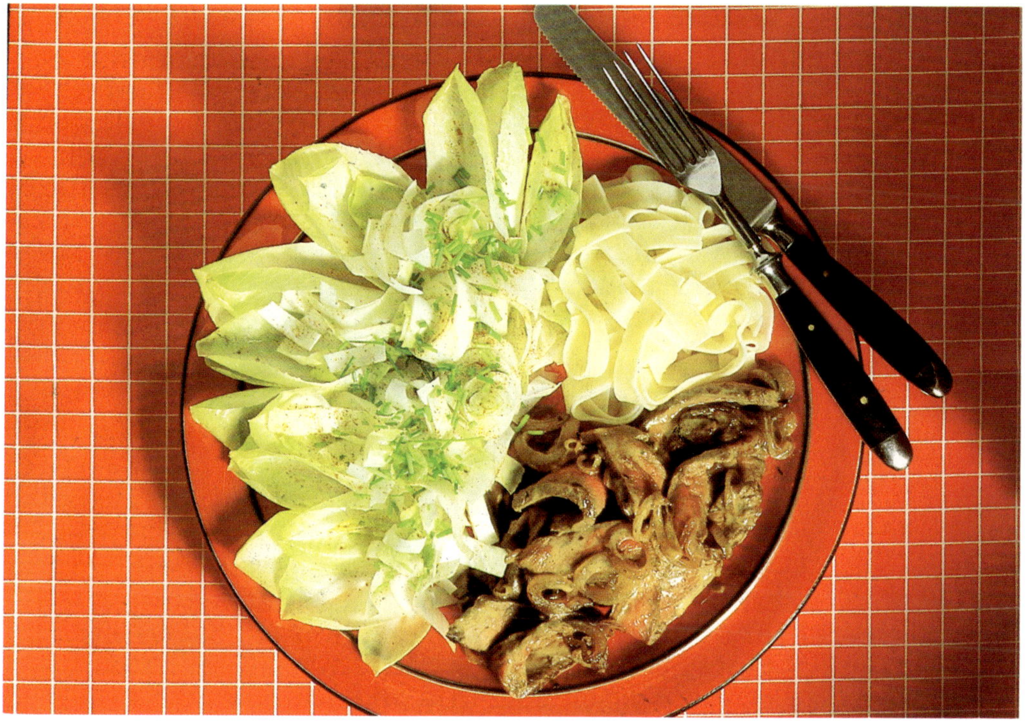

Zwiebelfleisch mit Bandnudeln und Chicorée

Das Rindfleisch in Streifen, die Zwiebeln in Ringe schneiden, die Knoblauchzehe hacken. Das Öl erhitzen, das Fleisch anbraten und Zwiebelringe und Knoblauch zugeben. Unter ständigem Rühren braun braten. Die Brühe zugießen. Mit Essig, Pfeffer, Kümmel und Majoran würzen und langsam auf zwei Eßlöffel Flüssigkeit einkochen. Die Sahne zufügen. Die Nudeln in Salzwasser bißfest kochen. Dazu gibt es einen Salat aus Chicorée mit einer Soße aus Zitronensaft, Wasser, Salz, Edelsüß-Paprika, Süßstoff und Schnittlauchröllchen.

125 Gramm mageres Rindfleisch, 3 Zwiebeln, 1 Knoblauchzehe, 1 Teel. Öl, 1/2 Tasse Brühe (Instant), Essig, Pfeffer, Kümmel, Majoran, 2 Teel. Kaffeesahne, 30 Gramm Bandnudeln, Salz, 1 Stange Chicorée, 1 Teel. Zitronensaft, 1 Eßl. Wasser, Edelsüß-Paprika, Süßstoff, Schnittlauch

Roastbeef mit Bratkartoffeln

2 mittelgroße, gekochte Kartoffeln, 1/2 Teel. Öl, Salz, Pfeffer, 2 Eßl. Magerquark, 1 Teel. Meerrettich, 2 Teel. frische Kräuter (Petersilie, Schnittlauch, Dill), 1 Gewürzgurke, einige Salatblätter, 5 Scheiben Roastbeef (100 g)

Die Kartoffeln pellen, in Scheiben schneiden und in dem Öl in einer beschichteten Pfanne goldbraun rösten. Mit wenig Salz und Pfeffer bestreuen. Den Quark mit Meerrettich, gehackten Kräutern und der in kleine Würfel geschnittenen Gewürzgurke verrühren und auf Salatblättern anrichten. Dazu die Bratkartoffeln und das Roastbeef.

Corned beef mit Kartoffelpüree

3 mittelgroße Kartoffeln, Salz, 1 Teel. Butter oder Margarine, 5 Scheiben Corned beef (100 g), Pfeffer, Petersilie, 1 Gewürzgurke, 1 Portion Kopfsalat, 2 Teel. Kaffeesahne, 1 Teel. Zitronensaft, Süßstoff

Die Kartoffeln schälen, in Salzwasser kochen und mit etwas Kochwasser und Butter oder Margarine mit einer Gabel zerdrücken. Das Corned beef in Würfel schneiden und unter das Püree heben. Mit Pfeffer und gehackter Petersilie würzen. Die Gewürzgurke in Scheiben schneiden und an den Tellerrand legen. Dazu Salat mit einer Soße aus Sahne, Zitronensaft, eventuell etwas Wasser, Salz und Süßstoff.

Fleischklöße mit Champignons und Kapern

125 Gramm Beefsteakhack (Tatar), 1 Zwiebel, 1 Teel. Weizenkleie, 3 Teel. Kapern, 1 Eßl. Kapernwasser, Salz, Pfeffer, 1 Tasse Brühe (Instant), 1 Messerspitze Mehl, 1 Teel. Kaffeesahne, 2 Teel. Zitronensaft, 100 g Champignons, Petersilie, 2 mittelgr. Kartoffeln, 2 Eßl. Rote Bete (Glas)

Das Beefsteakhack mit geriebener Zwiebel, Weizenkleie, einem Teelöffel gehackter Kapern und Kapernwasser, Salz und Pfeffer verkneten. Kleine Klößchen formen. Die Brühe erhitzen, die Fleischklößchen fünf Minuten darin ziehen lassen, herausnehmen und warmstellen. Mehl mit Sahne und Zitronensaft verrühren und in die Brühe gießen. So lange rühren, bis die Soße cremig ist. Die geputzten Champignons kurz mitkochen. Die restlichen Kapern, gehackte Petersilie und Klöße zugeben. Dazu gibt es Pellkartoffeln und Rote Bete.

Gefüllte Paprikaschote

Beefsteakhack mit Reis, gehackter Zwiebel, Salz, Pfeffer, Senf und Petersilie mischen und in die geputzte Paprikaschote füllen. Das Öl in einem kleinen Topf erhitzen, die Paprikaschote hineinsetzen und von allen Seiten anbraten. Heißes Wasser zugießen und im geschlossenen Topf etwa 15 Minuten dünsten. In den letzten fünf Minuten die Tomaten zugeben. Dann die Paprikaschote und die Tomaten warmstellen. In die restliche Flüssigkeit Sahne und Tomatenmark rühren und über die Paprikaschote gießen.

125 g Beefsteakhack (Tatar), 2 Eßl. gekochter Reis, 1 kleine Zwiebel, Salz, Pfeffer, 1 Teel. Senf, Petersilie, 1 große Paprikaschote, 1 Teel. Öl, 1 Tasse Wasser, 2 Tomaten, 2 Teel. Kaffeesahne, 3 Teel. Tomatenmark

Königsberger Klopse

Das Beefsteakhack mit Salz, Pfeffer, Senf und feingehackter Zwiebel vermengen und kleine Klößchen formen. Aus Butter oder Margarine und Mehl eine helle Schwitze bereiten. Wasser zugießen und die Soße kurz aufkochen lassen. Mit Salz, Pfeffer, etwas Süßstoff, Sahne und Kapern abschmecken. Die Klopse zehn Minuten in dieser Soße bei schwacher Hitze ziehen lassen. Dazu Rote Bete mit gehackter Petersilie und Salzkartoffel oder gekochter Reis.

125 Gramm Beefsteakhack, Salz, Pfeffer, 1/2 Teel. Senf, 1 kleine Zwiebel, 2 Teel. Butter oder Margarine, 1 Teel. Mehl, 1 Tasse Wasser, Süßstoff, 2 Teel. Kaffeesahne, 1 Eßl. Kapern, 100 Gamm Rote Bete (Glas), Petersilie, 1 Kartoffel oder 2 Eßl. gekochter Reis

Spaghetti mit Tomaten-Hackfleischsoße

Öl in der Pfanne erhitzen. Das Beefsteakhack darin scharf anbraten. Die gehackte Zwiebel zugeben und glasig dünsten. Die kleingeschnittenen Tomaten und die zerdrückte Knoblauchzehe zufügen. Mit Salz, Pfeffer, Edelsüß-Paprika, Oregano und Basilikum abschmecken. Bei geschlossenem Deckel fünf Minuten schmoren, dann die Sahne und das Tomatenmark unterrühren. In der Zwischenzeit die Spaghetti in Salzwasser bißfest kochen. Die Fleischsoße über die Spaghetti geben.

1 Teel. Öl, 125 Gramm Beefsteakhack (Tatar), 1 Zwiebel, 2 Tomaten, 1 Knoblauchzehe, Salz, Pfeffer, Edelsüß-Paprika, Oregano, Basilikum, 1 Teel. Sahne, 2 Teel. Tomatenmark, 30 Gramm Spaghetti

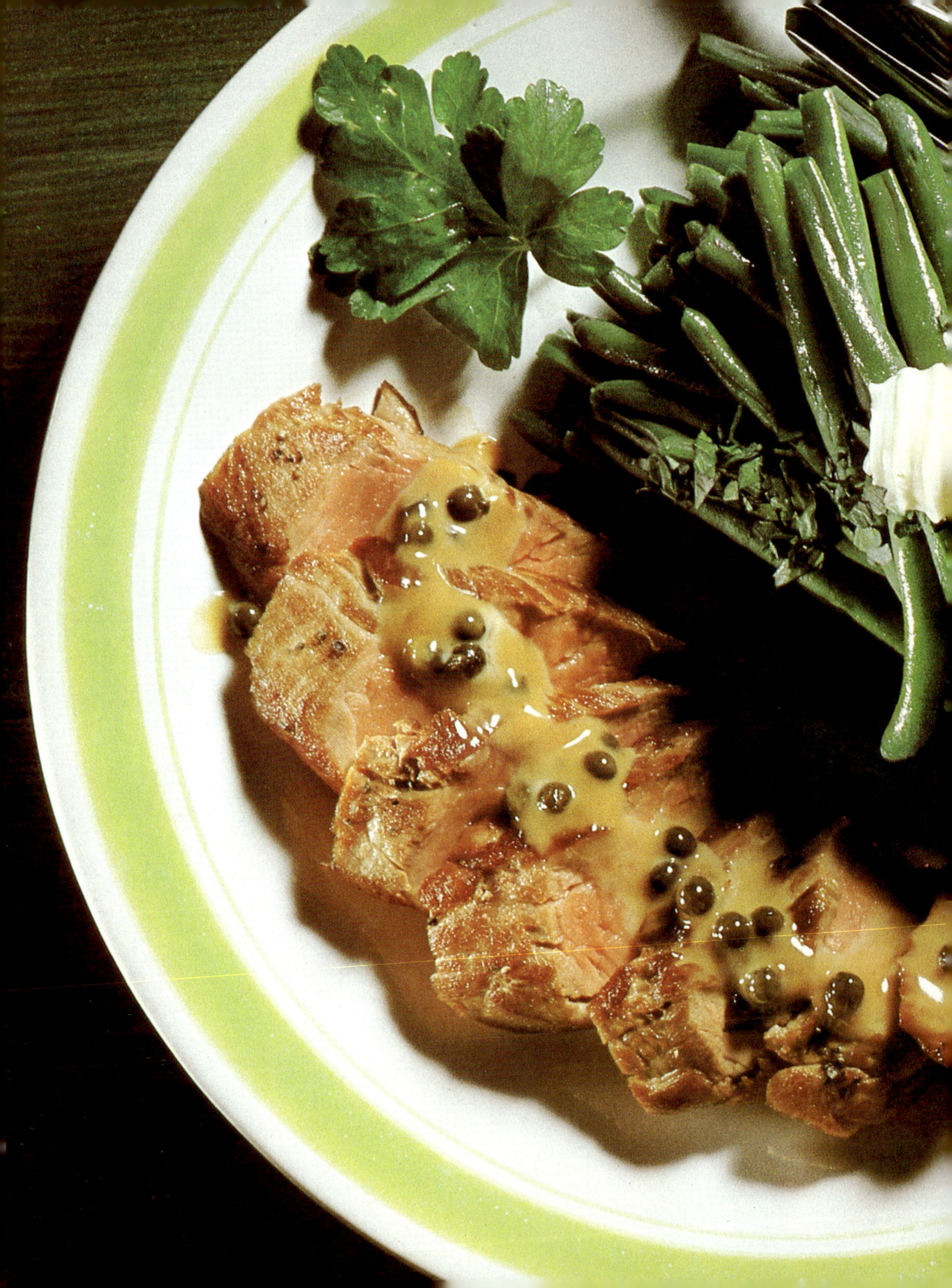

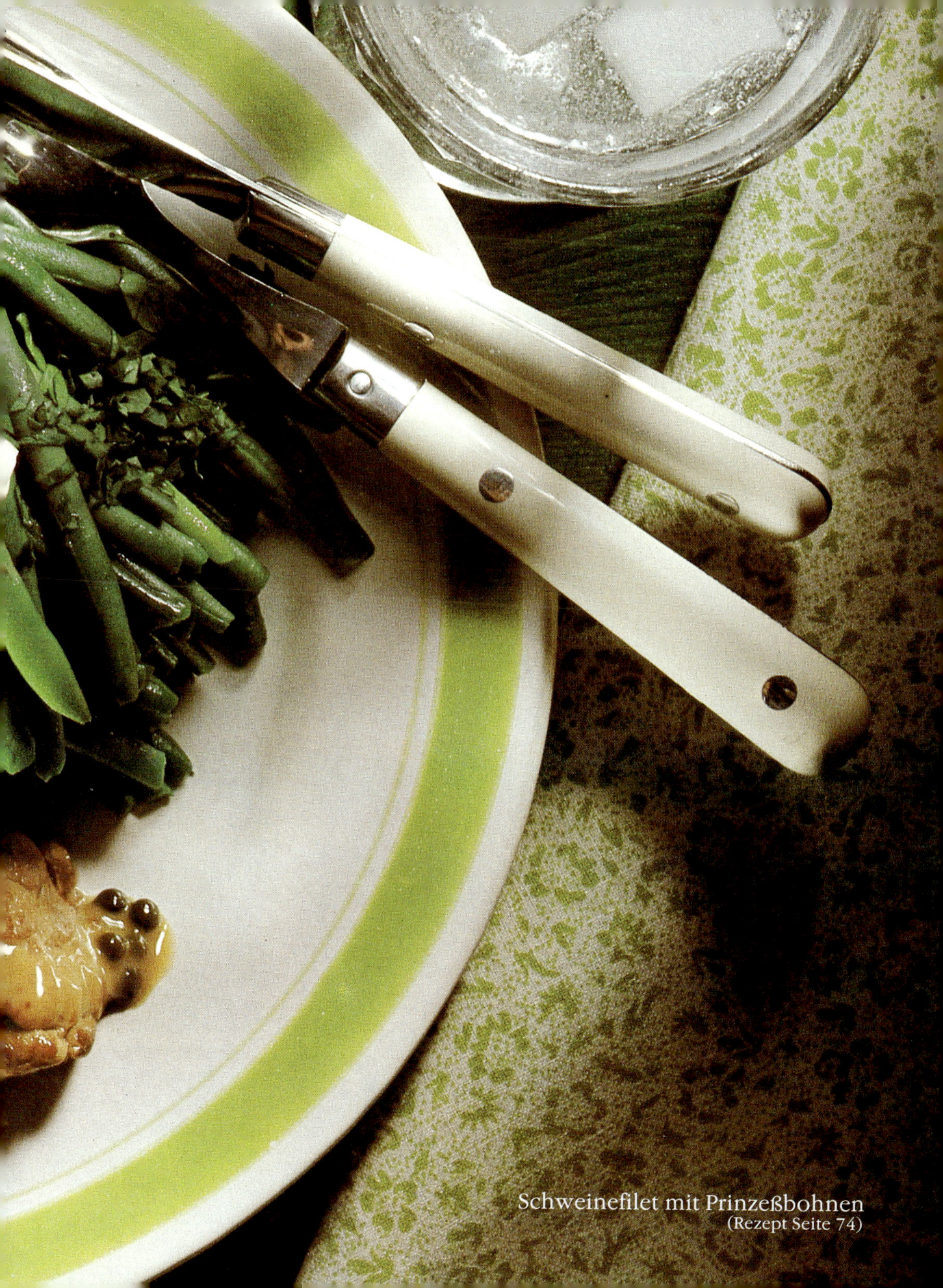

Schweinefilet mit Prinzeßbohnen
(Rezept Seite 74)

Schweinefilet mit Prinzeßbohnen (Foto S. 72/73)

125 Gramm Schweinefilet, 2 Teel. Butter oder Margarine, Salz, Pfeffer, 1 Eßl. Weißwein, 2 Teel. Crème fraîche, 1 Teel. grüner Pfeffer, 200 Gramm Prinzeßbohnen, Petersilie

Das Schweinefilet in einem Teelöffel Fett von allen Seiten anbraten. Mit Salz und grob gemahlenem Pfeffer würzen und an den Pfannenrand legen. Weißwein und Crème fraîche zugießen und den Bratensatz lösen. Den grünen Pfeffer zufügen. Das Fleisch in Scheiben schneiden und die Soße darübergießen. Die Bohnen in Salzwasser nicht zu weich kochen. Mit der restlichen Butter oder Margarine und Petersilie anrichten.

Schweinefilet mit Blattspinat und Käse

150 Gramm TK-Blattspinat, 125 Gramm Schweinefilet, 2 Teel. Butter oder Margarine, Salz, Pfeffer, 1 Knoblauchzehe, 1 Teel. frische Kräuter (Petersilie, Schnittlauch, Dill), 1 Eßl. geriebener Käse (10 g, 45 % Fett), 1 Scheibe Meterbrot oder 1/2 Scheibe Weißbrot

Den Spinat auftauen und abtropfen lassen. Das Schweinefilet flach drücken und in einem Teelöffel Butter oder Margarine auf jeder Seite fünf Minuten braten. Es muß innen rosa, aber durchgebraten sein. Das Fleisch mit Salz und Pfeffer würzen und warmstellen. Die feingehackte Knoblauchzehe in die heiße Pfanne geben, kurz in dem restlichen Fett anrösten. Den Spinat zugeben und in der Pfanne erwärmen, dabei wenden. Mit Salz würzen. Je einen Teelöffel Butter oder Margarine und Kräuter auf das heiße Fleisch und den geriebenen Käse über den Spinat geben. Dazu Weißbrot.

Schweinefilet mit Champignons und Reis

125 Gramm Schweineschnitzel, 1 Teel. Butter oder Margarine, Salz, Pfeffer, 1 Zwiebel, 125 Gramm Champignons, 1 kleine Knoblauchzehe, 1 Eßl. Weißwein, 4 Teel. Crème fraîche, 1 Eßl. roher oder 2 Eßl. gekochter Reis, Schnittlauch

Das Schweineschnitzel in Butter oder Margarine auf jeder Seite fünf Minuten braten. Mit Salz und Pfeffer würzen, warmstellen. Gleichzeitig mit dem Fleisch die in Streifen geschnittene Zwiebel glasig dünsten. Die Champignons putzen und blättrig schneiden und zusammen mit der zerdrückten Knoblauchzehe zugeben. Kurz erhitzen. Die Champignons auf das Fleisch legen. Den Bratensatz mit Weißwein und Crème fraîche lösen, mit Salz und Pfeffer würzen und etwas einkochen. Die Soße über die Champignons gießen. Den Reis körnig kochen (oder zwei Eßlöffel gekochten Reis in der Pfanne warmmachen), mit Schnittlauchröllchen bestreuen.

Schweineschnitzel mit Rotkohl

Das Schweineschnitzel mit Mehl, Salz und Pfeffer bestreuen. Mit einigen Tropfen Wasser anfeuchten und in den Semmelbröseln wenden. In Öl in einer beschichteten Pfanne knusprig braten. Mit einer Zitronenspalte anrichten. Den Rotkohl mit Wasser, Wein und Lorbeer erwärmen. Mit Salz und Süßstoff würzen. Dazu eine Pellkartoffel.

125 Gramm Schweineschnitzel, 1 Teel. Mehl, Salz, Pfeffer, 1 Eßl. Semmelbrösel, 1 Teel. Öl, 1 Zitronenspalte, 150 Gramm Rotkohl (Glas), 1 Eßl. Wasser, 1 Eßl. Rotwein, Lorbeer, Süßstoff, 1 mittelgr. Kartoffel

Schweineschnitzel mit warmem Kartoffelsalat

Das Schweineschnitzel mit Öl bepinseln und auf jeder Seite fünf Minuten braten. Mit Salz und Pfeffer würzen. Die gepellten Kartoffeln und die geschälte Gurke in Scheiben schneiden. In einer Soße aus heißem Wasser, Essig, Instant-Brühe, gehackter Zwiebel und Pfeffer ziehen lassen.

150 Gramm Schweineschnitzel, 1/2 Teel. Öl, Salz, Pfeffer, 2 gekochte mittelgroße Kartoffeln, 100 Gramm Gurke, 2 Eßl. Wasser, 1 Eßl. Essig, 1/2 Teel. Instant-Brühe, 1 Zwiebel

Schweinemedaillons in Estragonsoße

Das Schweinefilet durchschneiden, mit Öl bepinseln, in einer beschichteten Pfanne auf jeder Seite vier Minuten braten. Mit Salz und Pfeffer würzen und warmstellen. Den Bratensatz mit Weißwein und Crème fraîche lösen. Den gehackten Estragon zugeben und die Soße über die Medaillons gießen. Dazu ein Salat aus Kopfsalat und Tomatenachteln mit einer Soße aus dem restlichen Öl, Zitronensaft, Wasser, Senf, Salz, Pfeffer und Süßstoff. Den Reis körnig kochen oder den gekochten Reis in der Pfanne erwärmen.

100 Gramm Schweinefilet, 2 Teel. Öl, Salz, Pfeffer, 1 Teel. Weißwein, 2 Teel. Crème fraîche, 1 Teel. frischer Estragon, 1 Portion Kopfsalat, 1 Tomate, 1 Teel. Zitronensaft, 1 Eßl. Wasser, 1 Messerspitze Senf, Süßstoff, 1 1/2 Eßl. roher Reis oder 3 Eßl. gekochter Reis

Schweinefilet mit Senfsoße und Chicorée

Das Schweinefilet mit Öl bepinseln und in einer beschichteten Pfanne rundherum zehn Minuten braten. Mit Salz und Pfeffer würzen und warmstellen. Mit Senf, Crème fraîche und Wasser den Bratensatz lösen, kurz aufkochen und über das in Scheiben geschnittene Fleisch gießen. Den Chicorée in wenig Salzwasser mit Essig dämpfen, abtropfen lassen und zum Fleisch geben. Den Reis in der Pfanne erwärmen.

150 Gramm Schweinefilet, 1/2 Teel. Öl, Salz, Pfeffer, 1 Teel. Senf, 2 Teel. Crème fraîche, 1 Teel. Wasser, 1 Stange Chicorée, 1 Eßl. Essig, 2 Eßl. gekochter Reis

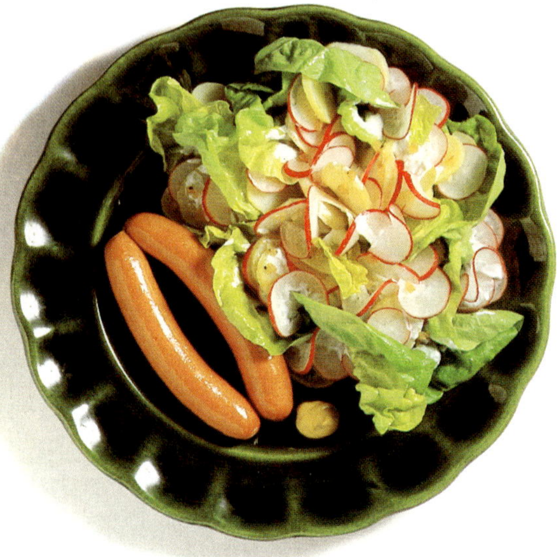

Würstchen mit Kartoffelsalat

1 Zwiebel,
1/2 Tasse Brühe (Instant), 1 Eßl. Essig, Süßstoff, Salz, Pfeffer,
2 gekochte, mittelgroße Kartoffeln, einige Salatblätter,
1 Bund Radieschen, 1/2 Becher Magerjoghurt,
2 Teel. Senf,
2 Würstchen (100 g)

Die Zwiebel hacken und in der Brühe aufkochen. Mit Essig, wenig Süßstoff, Salz und gemahlenem Pfeffer würzen. Die Kartoffeln pellen, in Scheiben schneiden, mit dem heißen Sud übergießen und kalt werden lassen. Den Salat waschen und zerpflücken, die Radieschen in Scheiben schneiden. Kartoffeln und Salat gut mischen und alles in einer Soße aus Joghurt, Pfeffer und einem Teelöffel Senf ziehen lassen. Dazu ein Paar heiße Würstchen mit Senf.

Kasseler mit Sauerkraut und Kartoffelpüree

150 g Sauerkraut,
1 Eßl. Ananasstücke (Dose),
1 Eßl. Apfelsaft (o. 1 Eßl. mit Süßstoff gesüßtes Wasser),
1/2 Zwiebel, Salz,
100 g Kasseler,
4 Eßl. Kartoffelpüreefl. (Fertigpr.),
1 knappe Tasse Wasser, Petersilie

Das Sauerkraut mit Ananas, Apfelsaft und geriebener Zwiebel in einen Topf geben und 15 Minuten dünsten. Mit Salz abschmecken. Das Kasseler obendrauflegen und miterwärmen. Die Kartoffelpüreeflocken mit kochendem Wasser und gehackter Petersilie verrühren.

Schweineschnitzel mit Tomaten

Zwiebel und Knoblauch hacken und mit einem Teelöffel Öl in einem Topf glasig dünsten. Die zerkleinerten Tomaten, Salz, Pfeffer, Tomatenmark, Oregano und Basilikum zugeben, cremig einkochen und nochmals mit den Gewürzen abschmecken. Das Schnitzel mit Öl bepinseln, auf jeder Seite fünf Minuten braten. Die Tomatensoße darübergießen und warmstellen. Den gekochten Reis in der noch heißen Pfanne aufwärmen.

1 Zwiebel, 1 Knoblauchzehe, 1 1/2 Teel. Öl, 1 kleine Dose geschälte Tomaten (230 g), Salz, Pfeffer, 2 Teel. Tomatenmark, Oregano, Basilikum, 125 Gramm Schweineschnitzel, 2 Eßl. gekochter Reis

Geschnetzeltes Schweinefleisch mit Bohnen

Das Schweinefilet im Tiefkühlfach kurz anfrieren lassen, damit Sie es anschließend in hauchdünne Scheiben schneiden können. Die Bohnen waschen, putzen und fünf Minuten in Salzwasser kochen. Das Öl zusammen mit der Knoblauchzehe erhitzen. Die Knoblauchzehe wieder herausnehmen. Die Fleischscheiben kurz und scharf anbraten, die Bohnen zufügen und mit einer Soße aus Ketchup, Chili- und Sojasoße, Essig und Wasser übergießen und erhitzen. Den Reis in der noch heißen Pfanne erwärmen.

100 Gramm Schweinefilet, 150 Gramm grüne Bohnen, Salz, 1 Teel. Öl, 1 Knoblauchzehe, 2 Teel. Ketchup, 1 Teel. Chilisoße, 1 Teel. Sojasoße, 1 Eßl. Essig, 1 Eßl. Wasser, 3 Eßl. gekochter Reis

Kalbsschnitzel mit Sahnesoße, Spätzle und Salat

150 Gramm Kalbsschnitzel, 1 Teel. Öl, Salz, Pfeffer, 1 Zwiebel, 1 Teel. Butter oder Margarine, 1/2 Teel. Mehl, 2 Eßl. Weißwein, 4 Teel. Kaffeesahne, Cayennepfeffer, Zitronensaft, 1 Zitronenspalte, Petersilie, 30 Gramm Spätzle oder Nudeln, 1 Portion Feldsalat, 1 Eßl. Wasser, Süßstoff

Das Kalbsschnitzel in dem heißen Öl auf jeder Seite vier Minuten braten. Mit Salz und Pfeffer würzen und warmstellen. Eine halbe, feingehackte Zwiebel in Butter oder Margarine goldbraun braten, Mehl zufügen und mitrösten, bis es eine bräunliche Farbe hat. Weißwein zugießen und kurz aufkochen. Mit Sahne, Cayennepfeffer und Zitronensaft abschmecken. Die Soße über das Fleisch gießen. Mit einer Zitronenspalte und Petersilie garnieren. Die Spätzle in Salzwasser kochen. Den Feldsalat putzen und mit einer Soße aus der gehackten Zwiebel, Zitronensaft, Wasser, Salz, Pfeffer und Süßstoff zubereiten.

Zürcher Geschnetzeltes mit Rösti und Tomatensalat

150 Gramm mageres Kalbfleisch, 1 Zwiebel, 1 1/2 Teel. Öl, 1/2 Tasse Brühe (Instant), Salz, Pfeffer, Edelsüß-Paprika, 1 Eßl. Weißwein, 2 Teel. Crème fraîche, Petersilie, 2 mittelgroße, gekochte Kartoffeln, 2 Eßl. Wasser, 2 Tomaten, 1 Teel. Essig

Das Kalbfleisch in dünne Scheiben schneiden, die Zwiebel hacken. Einen Teelöffel Öl in einer beschichteten Pfanne erhitzen. Die Hälfte der Zwiebeln darin bräunen. Das Fleisch zugeben und fünf Minuten rundherum braten. Die Brühe zugießen und erhitzen. Mit Salz, Pfeffer, Edelsüß-Paprika, Weißwein und Crème fraîche abschmekken. Mit gehackter Petersilie bestreuen. Die Kartoffeln pellen und grob raspeln. Mit Salz, Pfeffer und einem Eßlöffel Wasser mischen und in einer mit Öl ausgepinselten, beschichteten Pfanne verteilen. Die Kartoffelmasse auf beiden Seiten goldbraun braten. Die Tomaten in Scheiben schneiden und in einer Soße aus den restlichen gehackten Zwiebeln, Essig, Wasser, Salz und Pfeffer anrichten.

Zitronenschnitzel mit Spinatsalat

Das Fleisch in drei kleine Schnitzel teilen. In einem Teelöffel Öl auf jeder Seite vier Minuten braten. Mit Salz und Pfeffer würzen. Zitronensaft und Weißwein zugeben. Die Soße kurz einkochen. Das Fleisch herausnehmen, die Soße darübergießen. Mit einer Zitronenscheibe und Petersilie garnieren. Den Spinat auftauen und gut abtropfen lassen. Mit einer Gabel etwas auflockern, einen Teelöffel Öl und zerdrückten Knoblauch daruntermischen und mit Salz und Pfeffer würzen. Dazu Weißbrot.

150 Gramm Kalbsschnitzel, 2 Teel. Öl, Salz, Pfeffer, 2 Teel. Zitronensaft, 3 Eßl. Weißwein, 1 Zitronenscheibe, Petersilie, 150 Gramm TK-Blattspinat, 1 Knoblauchzehe, 1 Scheibe knuspriges Weißbrot

Kalbsschnitzel mit Schinken und Salbei

Das Fleisch in zwei Schnitzel teilen. Mit Zahnstochern auf jedem Schnitzel eine halbe Scheibe Schinken und ein Salbeiblatt feststecken. Einen Teelöffel Öl in einer beschichteten Pfanne erhitzen. Die Schnitzel auf jeder Seite vier Minuten braten, mit Salz und Pfeffer würzen, herausnehmen und warmstellen. Den Bratensaft mit Wein aufkochen und über die Schnitzel gießen. Dazu gibt es Weißbrot und einen gemischten Salat mit einer Soße aus einem Teelöffel Öl, Essig, Wasser, Salz und Pfeffer.

150 Gramm Kalbsschnitzel, 2 Zahnstocher, 1 Scheibe gekochter Schinken (20 g), 2 Salbeiblätter, 2 Teel. Öl, Salz, Pfeffer, 3 Eßl. Weißwein, 1 Scheibe knuspriges Weißbrot, 1 Portion Salat (Kopfsalat, Tomaten, Gurke, Fenchel, Radicchio, Endivien), 1 Eßl. Essig, 1 Eßl. Wasser

Kalbshaxe mit Basilikum-Tomaten und Nudeln

Die Kalbshaxe in dem Öl auf jeder Seite fünf Minuten braten. Dabei die gewürfelte Zwiebel mitbraten. Weißwein, Brühe, feingehackten Knoblauch, Salz, Pfeffer und Basilikum zufügen und mit wenig Hitze und geschlossenem Deckel eine gute halbe Stunde schmoren. Eventuell etwas Wasser nachgießen. Die zerkleinerten Tomaten und das Tomatenmark hineinrühren und fünf Minuten weiterschmoren. Mit gehackter Petersilie bestreuen. Die Nudeln in Salzwasser bißfest kochen.

1 Scheibe Kalbshaxe (200 g), 2 Teel. Öl, 1 Zwiebel, 1 Eßl. Weißwein, 1/2 Tasse Brühe (Instant), 1 Knoblauchzehe, Salz, Pfeffer, Basilikum, 4 Tomaten, 2 Teel. Tomatenmark, Petersilie, 30 Gramm Bandnudeln

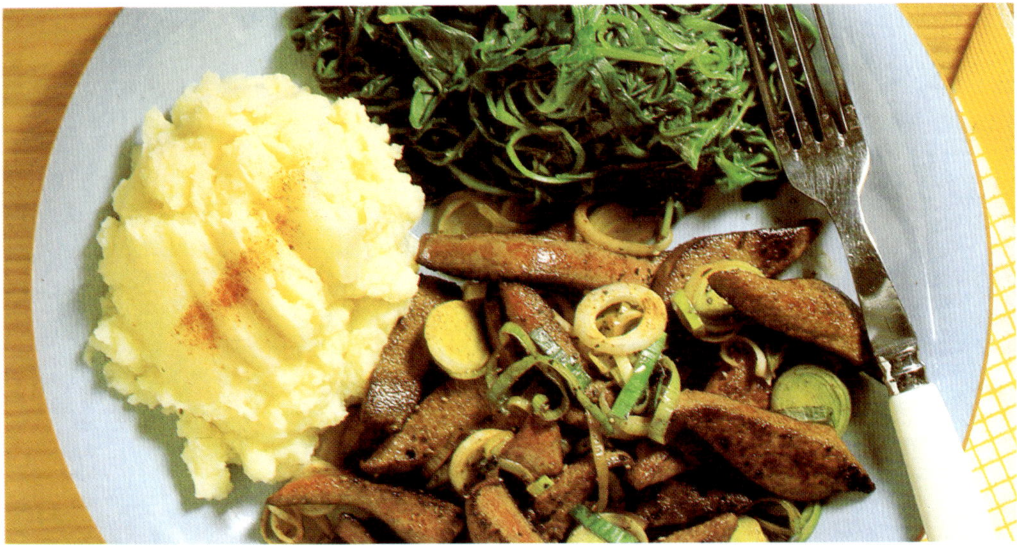

Geschnetzelte Leber mit Blattspinat

150 Gramm Leber (vom Rind, Schwein oder Kalb), 1/2 Stange Porree (75 g), 1 Knoblauchzehe, 1 Teel. Öl, Salz, Rosenpaprika, Zitronensaft, 150 Gramm TK-Blattspinat, Pfeffer, 4 Eßl. Kartoffelpüreeflocken (Fertigprodukt), 1 knappe Tasse Wasser

Leber und Porree in feine Streifen schneiden. Die Knoblauchzehe in einer beschichteten Pfanne mit Öl andünsten und wieder herausnehmen. Leberstreifen und Porree in dem Knoblauchöl braten. Mit Salz, Rosenpaprika und Zitronensaft würzen. Den Blattspinat auftauen und in einem Topf erwärmen. Mit Salz und Pfeffer abschmekken. Die Kartoffelpüreeflocken mit kochendem Wasser verrühren, mit Salz abschmecken.

Leber mit Apfel und Majoran

1 Apfel, 1 Zwiebel, 1 Teel. Butter oder Margarine, Majoran, 150 Gramm Leber (vom Rind, Schwein oder Kalb), Salz, Pfeffer, 3 Eßl. gekochter Reis

Den Apfel schälen, entkernen und in Achtel, die Zwiebel in Ringe schneiden. Beides in Butter oder Margarine braten, mit Majoran bestreuen und an den Pfannenrand schieben. Die Leber auf beiden Seiten kurz braten, mit Salz und Pfeffer würzen. Die Apfelstücke und die Zwiebelringe auf die Leber, den Reis an den Pfannenrand legen. Mit Deckel sieben Minuten auf schwacher Hitze warm halten.

Leber mit Blumenkohl

Die Zwiebel in Ringe schneiden. Einen Teelöffel Butter oder Margarine in einer beschichteten Pfanne erhitzen. Die Zwiebelringe und die Leber darin braten. Mit Salz und Pfeffer würzen. Den Blumenkohl in Salzwasser nicht zu weich kochen. Die Semmelbrösel in der noch heißen Pfanne im restlichen Bratfett anrösten und über den Blumenkohl streuen. Die Kartoffelpüreeflocken mit kochendem Wasser verrühren. Die gehackte Petersilie und einen Teelöffel Butter oder Margarine unterziehen.

1 Zwiebel, 2 Teel. Butter oder Margarine, 150 Gramm Leber (vom Rind, Schwein oder Kalb), Salz, Pfeffer, 1/2 kleiner Blumenkohl (100 g), 1 Eßl. Semmelbrösel, 4 Eßl. Kartoffelpüreeflocken (Fertigprodukt), 1 knappe Tasse Wasser, Petersilie

Venezianische Leber mit Weißwein

Die Leber und die Zwiebeln in Streifen schneiden. Einen Teelöffel Öl in einer beschichteten Pfanne erhitzen. Erst die Zwiebel darin glasig dünsten, dann die Leber zufügen und kurz braten. Mit Salz und Pfeffer würzen. Wein zugießen und etwas einkochen lassen. Dazu gibt es Weißbrot und einen gemischten Salat mit einer Soße aus einem Teelöffel Öl, Essig, Wasser, Salz und Pfeffer.

150 Gramm Leber (vom Rind, Schwein oder Kalb), 2 Zwiebeln, 2 Teel. Öl, Salz, Pfeffer, 3 Eßl. Weißwein, 1 Scheibe knuspriges Weißbrot, 1 Portion gemischter Salat (Kopfsalat, Tomate, Gurke, Fenchel, Endivien, Radicchio), 1 Eßl. Essig, 1 Eßl. Wasser

Kalbsleber mit Salbei und Champignons

Das Öl in einer Pfanne erhitzen, die feingehackte Knoblauchzehe darin anbraten. Die Champignons putzen, blättrig schneiden und zugeben. Mit Salz, Pfeffer, Zitronensaft und Schnittlauchröllchen würzen und warmstellen. Die Butter oder Margarine und die Salbeiblätter in der Pfanne erhitzen. Die Leber auf jeder Seite zwei Minuten braten. Mit Salz und Pfeffer würzen, mit den Salbeiblättern belegen und zu den Champignons geben. Dazu Weißbrot.

1 Teel. Öl, 1 Knoblauchzehe, 150 Gramm Champignons, Salz, Pfeffer, Zitronensaft, Schnittlauch, 1 Teel. Butter oder Margarine, 3 Salbeiblätter, 150 Gramm dünn geschnittene Kalbsleber, 1 Scheibe knuspriges Weißbrot

Seelachsfilet mit grünem Salat (Foto)

200 Gramm Seelachsfilet, Essig, 1 Teel. Butter oder Margarine, Salz, Pfeffer, Petersilie, Schnittlauch, 1 Teel. Senf, Zitronensaft, 2 mittelgroße Kartoffeln, 1 Portion Kopfsalat, 1/2 Becher Magermilchjoghurt, Süßstoff

Das Fischfilet mit Essig beträufeln und eine Weile ziehen lassen. Trockentupfen und in einer beschichteten Pfanne in Butter oder Margarine braten, salzen und pfeffern und warmstellen. Petersilie und Schnittlauch hacken. Mit Senf und einigen Tropfen Zitronensaft verrühren, kurz in der Pfanne erhitzen und auf dem Fisch verteilen. Dazu Pellkartoffeln und Salat mit einer Soße aus Joghurt, Zitronensaft, Salz und Süßstoff.

Kabeljau in Senfsoße und Gurkensalat

200 Gramm Kabeljaufilet, Essig, 2 Eßl. Wasser, 1 Messerspitze Instant-Brühe, 2 mittelgroße, gekochte Kartoffeln, Salz, Pfeffer, 2 Teel. Senf, 6 Teel. Crème fraîche, 200 Gramm Gurke, Zitronensaft, Süßstoff, Dill

Fischfilet mit Essig beträufeln und eine Weile ziehen lassen. Das Wasser in einen Topf gießen, mit Instant-Brühe verrühren und den Fisch darin 20 Minuten dünsten. Die Kartoffeln pellen, vierteln und zu dem Fisch legen. Den Fischsud mit Salz, Pfeffer, Senf und vier Teelöffel Crème fraîche verrühren und kurz aufkochen. Die Soße über den Fisch gießen. Dazu gibt es einen Salat aus feingehobelter Gurke mit einer Soße aus zwei Teelöffel Crème fraîche, Zitronensaft, Salz, Süßstoff und gehacktem Dill.

Schollenfilet mit Kartoffelsalat

200 Gramm Schollenfilet, Essig, 1 Teel. Mehl, Salz, Pfeffer, 2 Teel. Butter oder Margarine, 2 mittelgroße, gekochte Kartoffeln, 1/2 Tasse Brühe (Instant), Senf, 1 kleine Zwiebel, Petersilie

Das Fischfilet mit Essig beträufeln und eine Weile ziehen lassen. Mehl mit Salz und Pfeffer mischen. Das Schollenfilet darin wenden und in Butter oder Margarine in einer heißen, beschichteten Pfanne braten. Die Kartoffeln pellen und in Scheiben schneiden. Die heiße Brühe mit etwas Essig, Senf, Salz, Pfeffer, gehackter Zwiebel und Petersilie verrühren und über die Kartoffelscheiben gießen. Den Kartoffelsalat in dieser Soße etwas ziehen lassen.

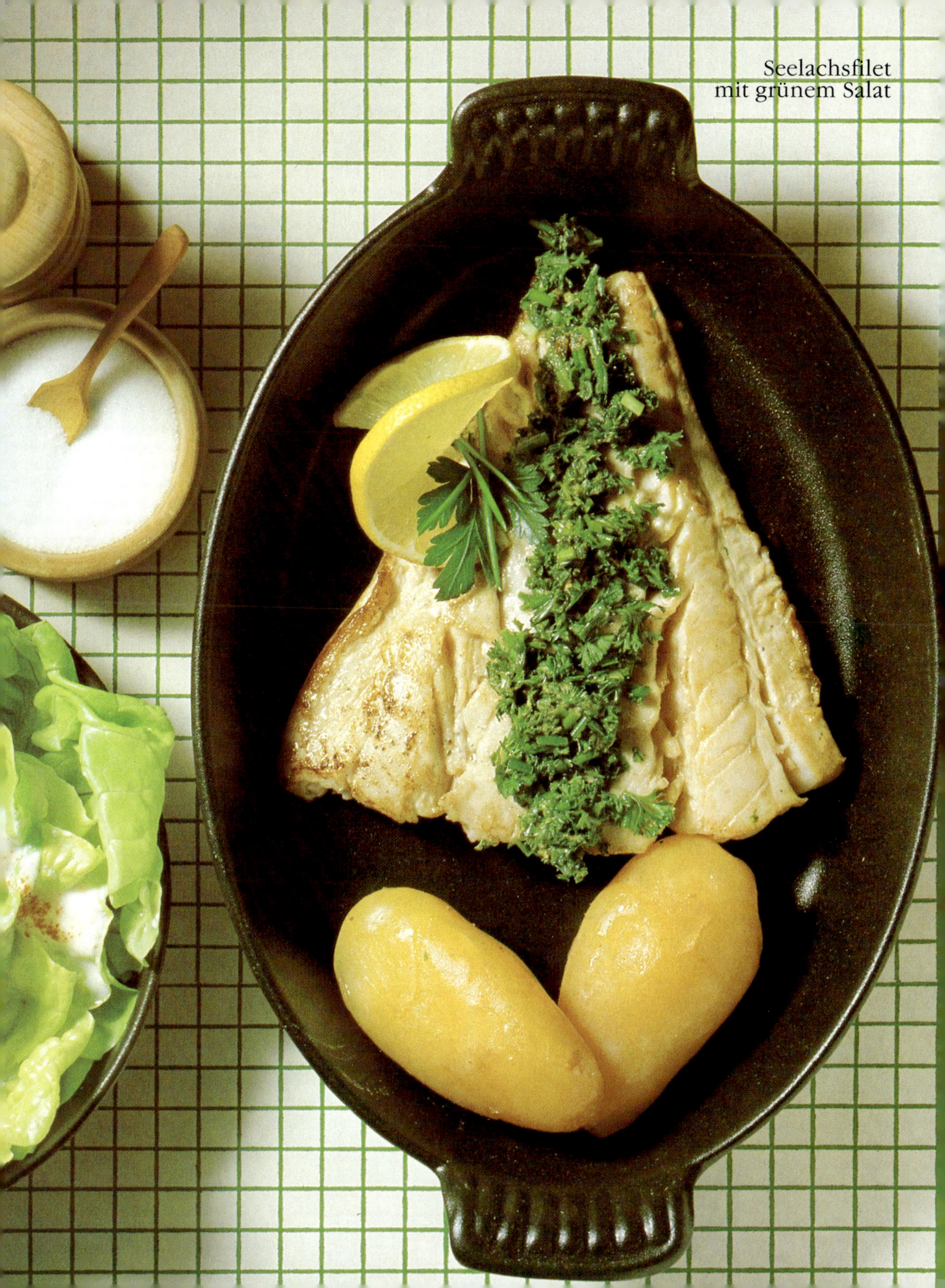

Seelachsfilet
mit grünem Salat

Fischstäbchen mit Kartoffelpüree und Gurkensalat

1 kl. Paket TK-Fischstäbchen (150 g), 1 Teel. Öl, Zitronensaft, 4 Eßl. Kartoffelpüreeflocken (Fertigprodukt), 1 knappe Tasse Wasser, Petersilie, 1 Teel. Butter oder Margarine, 200 g Gurke, 1/2 Becher Magermilchjoghurt, Salz, Süßstoff, Dill

Fünf Fischstäbchen mit dem Öl in einer beschichteten Pfanne unter häufigem Rütteln braten. Mit Zitronensaft beträufeln. Die Kartoffelpüreeflocken mit kochendem Wasser, gehackter Petersilie und Butter oder Margarine verrühren. Dazu gibt es einen Gurkensalat mit Soße aus Joghurt, Zitronensaft, Salz, Süßstoff und gehacktem Dill.

Kabeljaufilet mit Bananencurry

200 Gramm Kabeljaufilet, Essig, 1 Teel. Öl, 1 Banane, 1 Stange Chicorée, 4 Teel. Crème fraîche, Süßstoff, Curry, Zitronensaft

Das Fischfilet mit Essig beträufeln, eine Weile ziehen lassen und trockentupfen. Das Öl in einer beschichteten Pfanne erhitzen und den Fisch darin braten. Am Rand der Pfanne eine Banane mitbraten. Den Chicorée putzen, in Ringe schneiden und in der Pfanne miterwärmen. Fisch, Banane und Chicorée herausnehmen. Crème fraîche, Süßstoff, Curry und Zitronensaft verrühren, kurz in der Pfanne erhitzen und über den Fisch gießen.

Seelachs mit Tomaten und Käse

200 Gramm Seelachsfilet, Essig, 2 Eßl. Wasser, 2 Tomaten, 1 Messerspitze Instant-Brühe, 1 kleine Zwiebel, 2 Teel. Tomatenmark, 2 Eßl. geriebener Käse (20 g, 45 % Fett), Edelsüß-Paprika, 2 Eßl. roher Reis oder 4 Eßl. gekochter Reis, Salz

Das Fischfilet mit Essig beträufeln und eine Weile ziehen lassen. Den Fisch in einen Topf mit festschließendem Deckel legen. Wasser und kleingeschnittene Tomaten zugeben. Mit Instant-Brühe und gehackter Zwiebel bestreuen. Zugedeckt auf schwacher Hitze 15 Minuten dünsten. Den Fischsaft mit Tomatenmark verrühren. Käse und Edelsüß-Paprika darüberstreuen. Den Deckel schließen, bis der Käse geschmolzen ist. Reis in Salzwasser körnig kochen oder den gekochten Reis in einer beschichteten Pfanne erwärmen.

Seelachs auf Porree

Den Fisch mit Essig beträufeln und eine Weile ziehenlassen. Porree putzen und in Ringe, die Kartoffel pellen und in Scheiben schneiden. Brühe mit Pfeffer, etwas Essig und Süßstoff verquirlen und in einem Topf erhitzen. Den Porree zugeben und drei Minuten dämpfen. Kartoffelscheiben unterheben. Den Fisch salzen, mit Paprikamark bestreichen, mit Käse bestreuen und auf den Porree legen. Zehn Minuten zugedeckt garen. Mit Petersilie bestreuen.

200 Gramm Seelachsfilet, Essig, 1 Stange Porree (150 g), 1 mittelgroße gekochte Kartoffel, 1 Tasse Hühnerbrühe (Instant), Pfeffer, Süßstoff, Salz, 2 Teel. Paprikamark, 2 Eßl. geriebener Käse (20 g, 45 % Fett), Petersilie

Lengfisch mit Fenchel

Das Fischfilet mit Essig beträufeln und eine Weile ziehen lassen. In einer Pfanne mit Deckel Butter oder Margarine erhitzen. Den feingeraspelten Fenchel zufügen. Mit Salz, Pfeffer und Zitronensaft würzen. Tomatenmark mit Sahne, Salz und Rosenpaprika verrühren und auf den Fisch streichen. Den Fisch auf den Fenchel und die in Würfel geschnittene Kartoffel rundherum legen. Die Pfanne schließen und zehn bis zwölf Minuten garen. Mit Petersilie und gehacktem Fenchelkraut bestreuen.

200 Gramm Lengfischfilet, Essig, 1 Teel. Butter oder Margarine, 1 Fenchelknolle, Salz, Pfeffer, Zitronensaft, 4 Teel. Tomatenmark, 2 Teel. Kaffeesahne, Rosenpaprika, 1 mittelgroße, gekochte Kartoffel, Petersilie

Gebackene Forelle mit Kopfsalat

Die Forelle abspülen, mit Zitronensaft beträufeln und eine Weile ziehen lassen. Den Fisch auf die mit Butter oder Margarine bepinselte Alufolie legen. Mit Tomatenscheiben und Petersilie füllen. Mit Salz und Pfeffer würzen. Die Folie gut verschließen und im Ofen bei 200 Grad/Gas Stufe 3 etwa 25 Minuten backen. Die Kartoffeln zu Pellkartoffeln kochen und mit gehackter Petersilie bestreuen. Dazu Kopfsalat mit einer Soße aus Crème fraîche, Zitronensaft, Salz, Süßstoff und Schnittlauchröllchen.

1 Forelle (300 g Bruttogewicht), Zitronensaft, 1 Messerspitze Butter oder Margarine, 1 Stück Alufolie, 1 Tomate, Petersilie, Salz, Pfeffer, 2 mittelgroße Kartoffeln, 1 Portion Kopfsalat, 4 Teel. Crème fraîche, Süßstoff, Schnittlauch

Fischröllchen mit Gurkengemüse

200 Gramm Schollenfilets, Essig, 1 Zwiebel, 2 Teel. Butter oder Margarine, 200 Gramm Gurke, Salz, Pfeffer, 2 mittelgroße, gekochte Kartoffeln, Dill

Das Fischfilet in Streifen schneiden und mit Essig beträufeln. Die Zwiebel fein hacken, mit einem Teelöffel Butter oder Margarine in einem flachen Topf glasig dünsten. Die Gurke schälen, grob raspeln und zufügen, mit Salz und Pfeffer würzen und zwei Minuten lang einkochen. Die gewürfelten Kartoffeln unterheben. Dill hacken. Die Schollenfilets mit Salz, Pfeffer und Dill bestreuen, aufrollen und auf das Gemüse setzen. Mit Deckel vier bis fünf Minuten ziehen lassen. Fisch und Gemüse auf einem vorgewärmten Teller anrichten. Die Flüssigkeit auf zwei Eßlöffel einkochen. Dill und einen Teelöffel Butter oder Margarine zugeben und über den Fisch gießen.

Krabben mit Porree und Zucchini

1 kleine Zucchini, 1 kleine Stange Porree (100 g), 2 Teel. Butter oder Margarine, 150 Gramm Krabben, Salz, Pfeffer, Zitronensaft, Estragon, 2 Eßl. gekochter Reis

Zucchini fein hobeln, den Porree putzen und in dünne Ringe schneiden. Die Butter oder Margarine in der Pfanne erhitzen, das Gemüse zufügen und drei Minuten braten. Die Krabben unterheben und heiß werden lassen. Mit Salz, Pfeffer, Zitronensaft und Estragon abschmecken. Den Reis am Pfannenrand miterwärmen.

Fischspieße mit Petersilienreis

200 Gramm Seelachsfilet, Essig, Salz, Edelsüß-Paprika, 2 Scheiben gekochter Schinken (40 g), 1 Gewürzgurke, 2 Holzspieße, 1 Teel. Öl, 2 Teel. Ketchup, 2 Eßl. gekochter Reis, Petersilie

Den Fisch mit Essig beträufeln und eine Weile ziehen lassen. In Würfel schneiden, mit Salz und Edelsüß-Paprika würzen. Den Schinken in kleine Stücke, die Gewürzgurke in Scheiben schneiden. Fisch, Schinken und Gurkenscheiben abwechselnd auf die Spieße stecken. Mit Öl bepinseln und unter dem Grill oder in einer beschichteten Pfanne braten. Mit Ketchup anrichten. Den Reis in der Pfanne erwärmen und mit gehackter Petersilie mischen.

Heringstopf mit Salzkartoffeln

Das Heringsfilet in Stücke und die Zwiebel in Streifen schneiden. Den geschälten Apfel und die Gewürzgurke würfeln. Alles miteinander mischen. Den Joghurt mit Pfeffer verquirlen und darübergießen. Gut durchziehen lassen. Die Kartoffeln schälen und zu Salzkartoffeln kochen.

1 kleines Heringsfilet (50 g), 1 Zwiebel, 1 Apfel, 1 Gewürzgurke, 1 Becher Magermilchjoghurt (150 g), Pfeffer, 2 mittelgroße Kartoffeln, Salz

Dillkrabben, Rührei und Butterkartoffeln

Das Ei mit Salz, Pfeffer und Schnittlauchröllchen verquirlen. Eine beschichtete Pfanne mit Butter oder Margarine auspinseln und das Ei darin stocken, aber nicht zu fest werden lassen. Die Krabben kurz in der Pfanne erhitzen, mit gehacktem Dill und Zitronensaft abschmecken und auf das Rührei geben. Die Kartoffeln zu Pellkartoffeln kochen, die restliche Butter und Schnittlauchröllchen darübergeben.

1 Ei, Salz, Pfeffer, Schnittlauch, 2 Teel. Butter oder Margarine, 100 Gramm Krabben, Dill, Zitronensaft, 2 mittelgroße Kartoffeln

Hummerkrabben in Tomatensoße mit Basilikum

Das Öl in einer beschichteten Pfanne erhitzen, den gehackten Knoblauch zugeben und goldbraun braten. Die Tomaten zerkleinern, zugeben und stark einkochen. Tomatenmark hineinrühren und die Soße mit Salz, Pfeffer, Zitronensaft und Basilikum abschmecken. Die Hummerkrabben in der Soße erwärmen. Dazu Weißbrot.

2 Teel. Öl, 1 Knoblauchzehe, 1 kl. Dose Tomaten (230 g), 2 Teel. Tomatenmark, Salz, Pfeffer, Zitronensaft, Basilikum, 200 g Hummerkrabben (gekochte, ohne Schale), 1 Scheibe knuspriges Weißbrot

Gegrillte Forelle mit Sahnemeerrettich

Forelle waschen, mit Zitronensaft beträufeln. Mehl mit Salz und Pfeffer mischen und die Forelle darin wälzen. Eine Grillpfanne mit Öl auspinseln und den Fisch auf beiden Seiten goldbraun braten. Quark mit Crème fraîche, Meerrettich und Zitronensaft verrühren und auf einigen Salatblättern neben dem Fisch anrichten. Die Kartoffeln kochen, pellen und mit Petersilie bestreuen.

1 Forelle (300 g Bruttogew.), Zitronensaft, 1 Teel. Mehl, Salz, Pfeffer, 1/2 Teel. Öl, 2 Eßl. Magerquark, 1 Teel. Crème fraîche, 1 Teel. Meerrettich, einige Salatblätter, 2 mittelgroße Kartoffeln, Petersilie

Hühnerkeule mit Rotkohl und Röstkartoffeln

1 Hühnerkeule, 1/2 Teel. Öl, Salz, Pfeffer, Edelsüß-Paprika, 2 mittelgroße, gekochte Kartoffeln, 1 Teel. Butter oder Margarine, 150 Gramm Rotkohl (Glas), 1 Eßl. Wasser, 1 Lorbeerblatt, Essig, Süßstoff

Die Hühnerkeule mit Öl bepinseln, mit Salz, Pfeffer und Edelsüß-Paprika bestreuen. In einer beschichteten Pfanne auf schwacher Hitze 20 Minuten braten. Die Kartoffeln pellen und in Scheiben schneiden. Butter oder Margarine in der Pfanne erhitzen und die Kartoffelscheiben darin braten. Mit Salz und Pfeffer würzen. Den Rotkohl mit Wasser und Lorbeerblatt erhitzen. Mit Salz, Essig und Süßstoff abschmecken.

Hähnchen mit Tomaten und Champignons

1 Teel. Öl, 1 Knoblauchzehe, 1/2 frisches Hähnchen, Salz, Pfeffer, 2 Tomaten, 100 Gramm Champignons, Zitronensaft, 1 Teel. Paprikamark, 2 Eßl. gekochter Reis, Petersilie

Das Öl in einer beschichteten Pfanne erhitzen. Die gehackte Knoblauchzehe darin braten. Das Hähnchen in Stücke schneiden, die Haut dabei entfernen. Mit Salz und Pfeffer würzen und von allen Seiten anbraten. Die Tomaten achteln, die Champignons putzen und blättrig schneiden und zum Hähnchen geben. Mit Zitronensaft beträufeln. Das Paprikamark hineinrühren. 20 Minuten auf schwacher Hitze schmoren, eventuell etwas Wasser nachgießen. Den Reis unterheben und noch fünf Minuten weiterschmoren. Mit gehackter Petersilie bestreuen.

Hähnchen in Weißwein und Tomaten

1/2 frisches Hähnchen, Salz, 1/2 Teel. Öl, 1 Knoblauchzehe, 2 Tomaten, 1/2 Tasse trockener Weißwein, Thymian, Rosmarin, Edelsüß-Paprika, Cayennepfeffer, 2 Teel. Kaffeesahne, 3 Eßl. gekochter Reis

Das Hähnchen in Stücke teilen und salzen. Öl in einer beschichteten Pfanne erhitzen und die Hähnchenteile darin scharf anbraten, herausnehmen und auf Küchenkrepp legen. Das Fett in der Pfanne weggießen. Hähnchen wieder zurück in die Pfanne legen. Gehackten Knoblauch, zerkleinerte Tomaten, Weißwein, Thymian, Rosmarin, Edelsüß-Paprika und Cayennepfeffer zufügen. Etwa 20 Minuten mit Deckel auf schwacher Hitze garen. Eventuell etwas Wasser nachgießen. Hähnchenteile herausnehmen und warmstellen. Die Sahne in die Soße rühren. Nochmals abschmecken und die Soße über die Hähnchenteile gießen. Den Reis in der noch heißen Pfanne aufwärmen.

Hähnchenbrust mit Porree

Die Hähnchenbrustfilets mit Öl bepinseln und auf jeder Seite drei Minuten braten. Mit Salz und Pfeffer würzen und warmstellen. Den Porree putzen, in Ringe schneiden, in Salzwasser mit etwas Essig kurz dämpfen, abtropfen lassen und mit der Crème fraîche vermischen. Die Semmelbrösel im Fett rösten und über den Porree streuen.

2 Hähnchenbrustfilets, 1/2 Teel. Öl, Salz, Pfeffer, 1 Stange Porree (150 g), Essig, 2 Teel. Crème fraîche, 2 Eßl. Semmelbrösel, 1 Teel. Butter oder Margarine

Curryhuhn mit Chicorée

Die Hähnchenbrust in Streifen schneiden und im heißen Öl in einer beschichteten Pfanne anbraten. Mit Curry und Salz bestreuen. Die Orange schälen und das Fruchtfleisch kleinschneiden. Den Chicorée in Ringe schneiden. Orange und Chicorée zugeben und unter ständigem Rühren erhitzen. Crème fraîche mit Zitronensaft und Süßstoff verquirlen und mit dem Bratensaft verrühren. Schnittlauchröllchen darüberstreuen.

2 Hähnchenbrustfilets, 1 Teel. Öl, Curry, Salz, 1 Orange, 1 Stange Chicorée, 3 Teel. Crème fraîche, Zitronensaft, Süßstoff, Schnittlauch

Hühnerkeule mit warmem Kartoffelsalat

Die Hühnerkeule mit Öl bepinseln, mit Salz, Pfeffer und Thymian bestreuen und in einer beschichteten Pfanne 20 Minuten rundherum braten. Die Kartoffeln pellen, die Gurke schälen und beides in dünne Scheiben schneiden und miteinander mischen. Die heiße Brühe mit Essig, dem restlichen Öl, Salz, Pfeffer und Schnittlauchröllchen verrühren und über den Salat gießen.

1 Hühnerkeule, 2 Teel. Öl, Salz, Pfeffer, Thymian, 2 mittelgroße, gekochte Kartoffeln, 100 Gramm Gurke, 1/2 Tasse Brühe (Instant), Essig, Schnittlauch

Hähnchenbrust mit Bananencurry

Die Hähnchenbrustfilets in der Butter oder Margarine von allen Seiten braten. Mit Salz und Pfeffer würzen. Die Banane schälen und mitbraten. Hähnchenbrustfilets und Banane herausnehmen und warmstellen. Den Bratensaft mit Wasser lösen, Curry, Salz und Süßstoff zufügen, einmal aufkochen. Crème fraîche hineinrühren und die Soße über das Hühnerfleisch gießen. Den Reis in der noch heißen Pfanne erwärmen.

2 Hähnchenbrustfilets, 1 Teel. Butter oder Margarine, Salz, Pfeffer, 1 Banane, 1 Eßl. Wasser, Curry, Süßstoff, 2 Teel. Crème fraîche, 2 Eßl. gekochter Reis

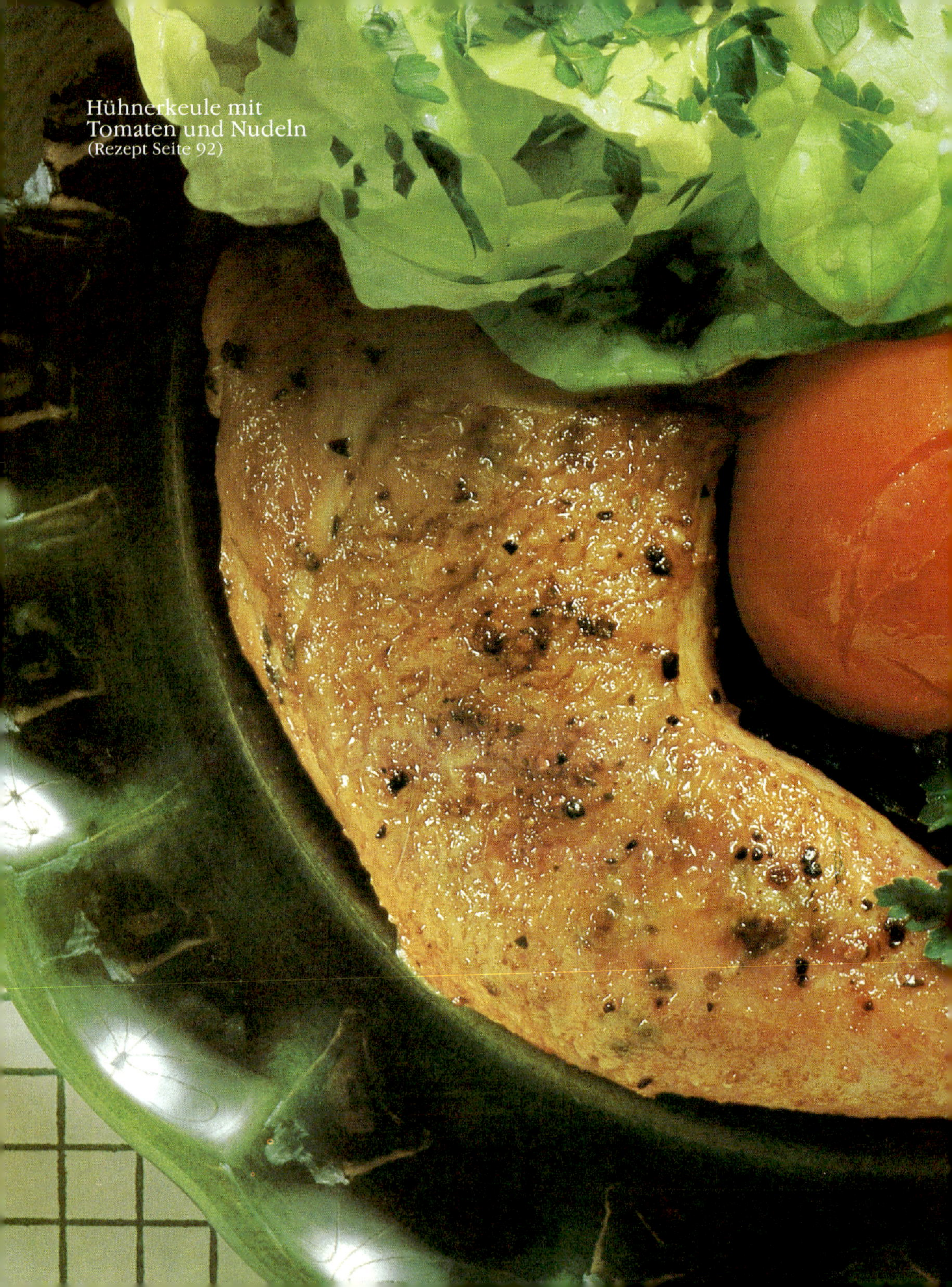

Hühnerkeule mit
Tomaten und Nudeln
(Rezept Seite 92)

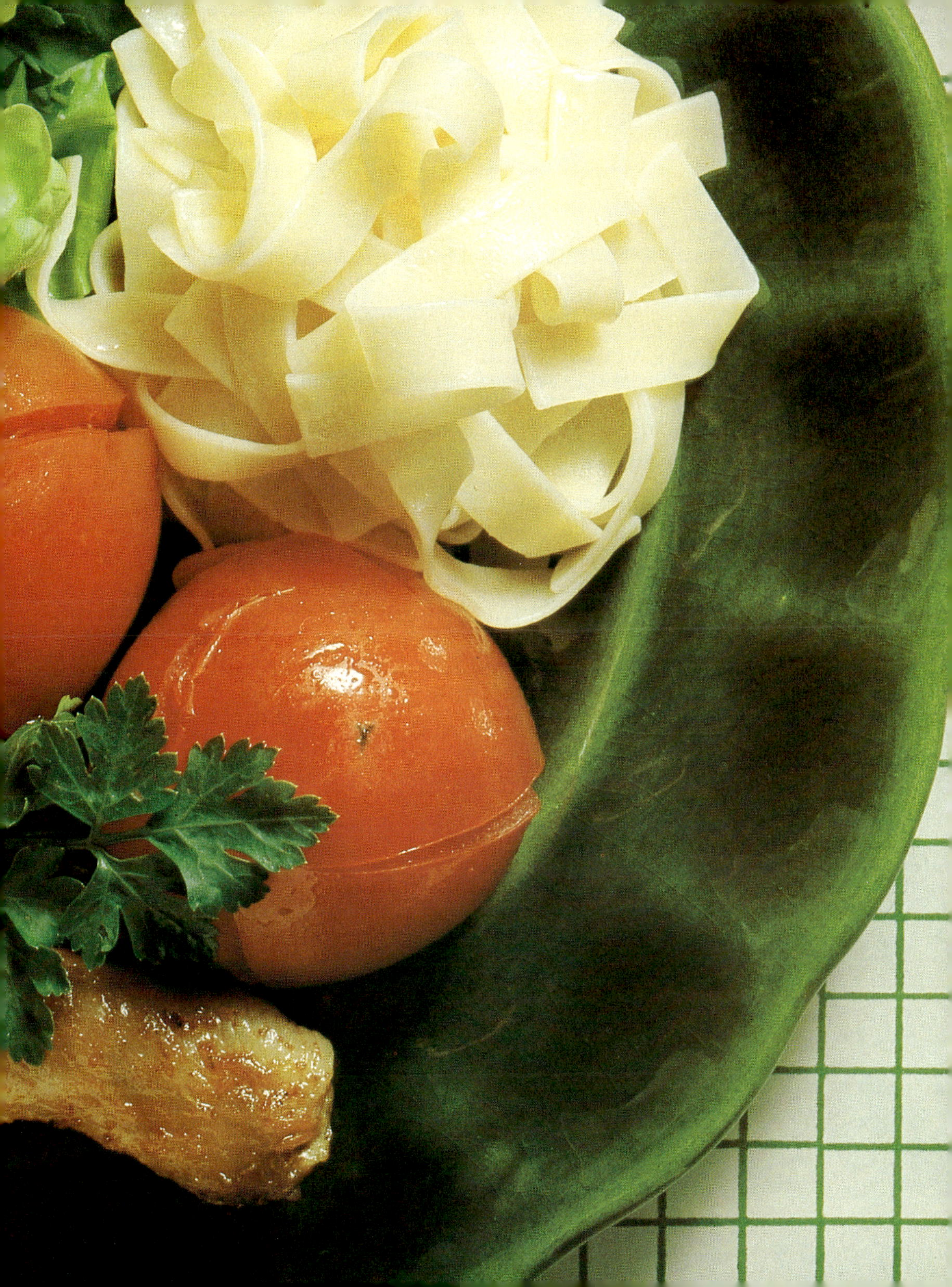

Hühnerkeule mit Tomaten und Nudeln (Foto 90/91)

1 Hühnerkeule, 1 Teel. Senf, Selleriesalz, Pfeffer, Basilikum, Salz, 1 Teel. Öl, 2 Tomaten, 1 Eßl. Wasser, 2 Teel. Kaffeesahne, Petersilie, 40 Gramm Bandnudeln, 1 Portion Kopfsalat, 1/2 Becher Magermilchjoghurt, Zitronensaft, Schnittlauch

Eine Hühnerkeule waschen und trockentupfen. Senf mit Selleriesalz, Pfeffer und Basilikum verrühren und zwischen Haut und Fleisch streichen. Von außen mit Salz und Pfeffer bestreuen. Das Öl in einer beschichteten Pfanne erhitzen und die Hühnerkeule von allen Seiten langsam anbraten. Die Tomaten daneben legen und Wasser zugießen. Mit Deckel auf schwacher Hitze etwa 15 Minuten schmoren. Die Hühnerkeule und die Tomaten herausnehmen und warmstellen. Den Bratensaft mit Sahne und gehackter Petersilie verrühren und über die Hühnerkeule gießen. Die Nudeln in Salzwasser bißfest kochen. Dazu Salat mit einer Soße aus Joghurt, Zitronensaft, Salz, Pfeffer und Schnittlauchröllchen.

Hühnerfrikassee

1/2 gegrilltes Hähnchen (fertig kaufen), 1 Tasse Hühnerbrühe (Instant), 2 Teel. Sahne, 1 Eigelb, Salz, Cayennepfeffer, Zitronensaft, 1/2 Dose Spargelabschnitte (140 g), 1 Messerspitze Butter oder Margarine, 2 Eßl. gekochter Reis, Petersilie

Das Hähnchen zerlegen. Knochen und Haut entfernen. Brühe in einem Topf erhitzen. Sahne und Eigelb verquirlen und unter ständigem Rühren in die Brühe geben. Einmal kurz aufkochen. Mit Salz, Cayennepfeffer und Zitronensaft abschmekken. Das Hähnchenfleisch und die abgetropften Spargelabschnitte unterheben und erhitzen, aber nicht mehr kochen lassen. In einer beschichteten Pfanne Butter oder Margarine erhitzen, den Reis darin erwärmen. Mit gehackter Petersilie mischen und zu dem Frikassee geben.

Geflügelleber mit Champignons in Sahnesoße

150 Gramm Geflügelleber, 1 Teel. Butter oder Margarine, Salz, Pfeffer, 100 Gramm Champignons, 1 Eßl. Wasser, 3 Teel. Crème fraîche, Edelsüß-Paprika, Schnittlauch, 3 Eßl. gekochter Reis, Petersilie

Die Geflügelleber kleinschneiden und in der Butter oder Margarine vier Minuten rundherum braten, mit Salz und Pfeffer würzen und warmstellen. Die Champignons putzen, blättrig schneiden und kurz braten. Wasser zugießen und Crème fraîche unterrühren. Mit Salz, Pfeffer und Edelsüß-Paprika abschmecken. Mit Schnittlauchröllchen bestreuen und die Champignons zu der Leber legen. Den Reis in der noch heißen Pfanne erwärmen und mit Petersilie vermischen.

Geschnetzeltes Putenfleisch mit Paprikaschote

Das Putenfleisch in dünne Scheiben, die Paprikaschote putzen und in Stücke schneiden. Öl in einer beschichteten Pfanne erhitzen, Putenfleisch und Paprikaschote darin kurz anbraten. Brühe zugießen und zugedeckt acht Minuten schmoren. Mit Sojasoße, Pfeffer und Edelsüß-Paprika würzen. Auf einem vorgewärmten Teller anrichten. Den Reis gleich anschließend in der Pfanne mit dem Fett aufwärmen, mit Schnittlauch bestreuen und zu dem Putenfleisch geben.

150 Gramm Putenfleisch, 1 Paprikaschote, 1 Teel. Öl, 1/2 Tasse Hühnerbrühe (Instant), Sojasoße, Pfeffer, Edelsüß-Paprika, 3 Eßl. gekochter Reis, 1 Teel. Butter oder Margarine, Schnittlauch

Putenschnitzel mit Brokkoli

Die Butter oder Margarine in einer beschichteten Pfanne erhitzen. Das Putenschnitzel auf jeder Seite drei Minuten darin braten, mit Salz und Pfeffer würzen und warmstellen. Die kleingeschnittenen Tomaten in die Pfanne geben und kurz dünsten. Mit Salz, Pfeffer und Thymian bestreuen und über das Schnitzel geben. Den Brokkoli in Salzwasser nicht zu weich kochen. Mit Salz und Pfeffer würzen und neben dem Putenschnitzel anrichten. Die Nudeln bißfest kochen oder die gekochten Nudeln in der noch heißen Pfanne aufwärmen.

1 Teel. Butter oder Margarine, 150 Gramm Putenschnitzel, Salz, Pfeffer, 2 Tomaten, Thymian, 200 Gramm Brokkoli, 30 Gramm rohe Nudeln oder 120 Gramm gekochte Nudeln

Geschnetzeltes Putenfleisch mit Kartoffelschnee

Die Zwiebel in Ringe schneiden und in einem Teelöffel Butter oder Margarine glasig dünsten. Das Putenfleisch in Streifen schneiden und unter Rühren von allen Seiten anbraten. Den Apfel schälen, achteln und am Pfannenrand mitbraten. Mit Salz, Pfeffer und Majoran würzen und warmstellen. Den Bratensaft mit Weißwein kurz aufkochen. Crème fraîche in die Soße rühren und über das Putenfleisch gießen. Die Kartoffeln schälen und in Salzwasser sehr weich kochen. Mit etwas Kochwasser und der restlichen Butter oder Margarine zerdrücken. Die gehackte Petersilie unterheben.

1 Zwiebel, 2 Teel. Butter oder Margarine, 100 Gramm Putenfleisch, 1 Apfel, Salz, Pfeffer, Majoran, 2 Eßl. Weißwein oder Brühe (Instant), 2 Teel. Crème fraîche, 2 mittelgroße Kartoffeln, Petersilie

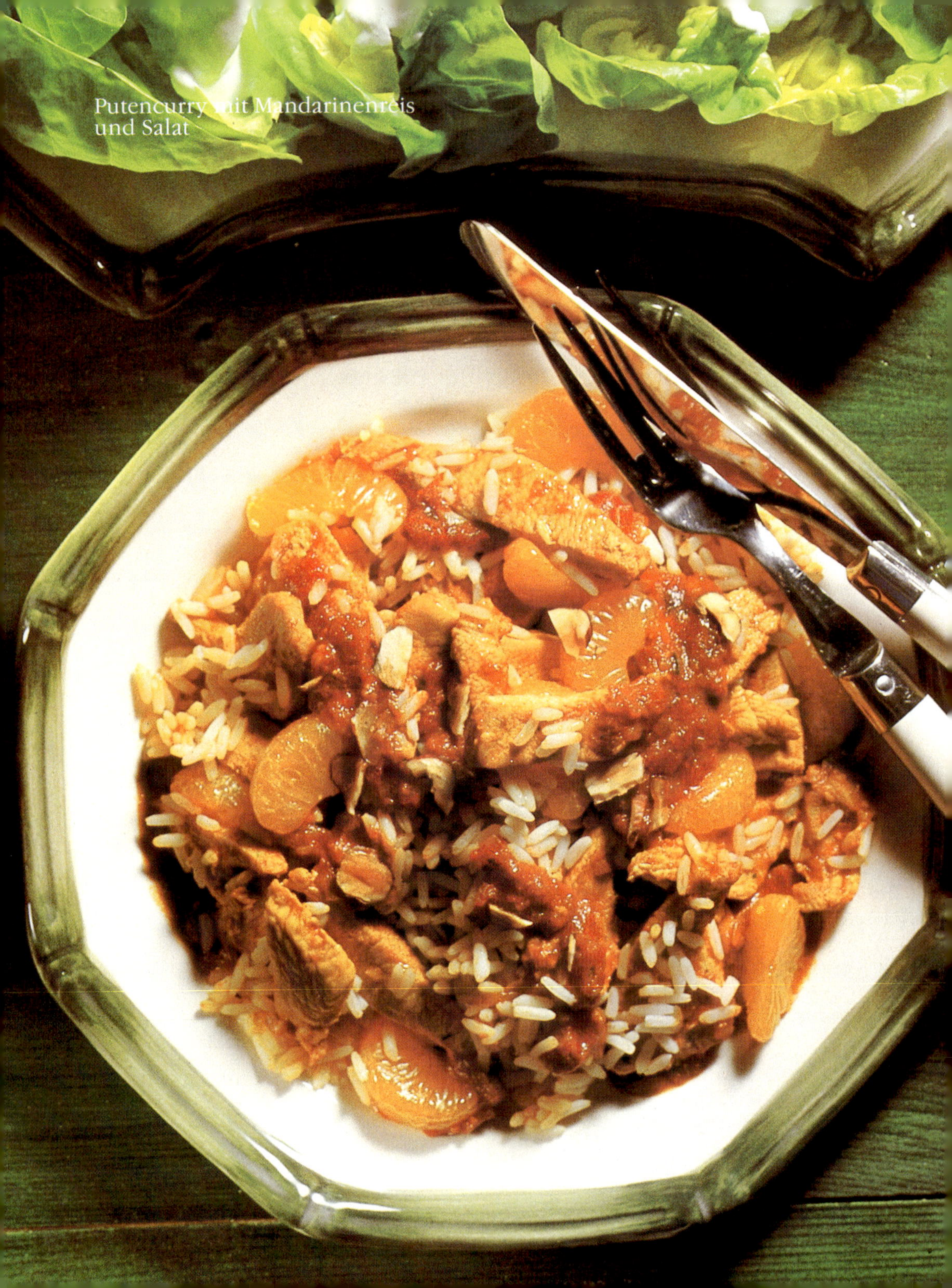

Putencurry mit Mandarinenreis
und Salat

Putencurry mit Mandarinenreis und Salat (Foto)

Öl in einer beschichteten Pfanne erhitzen. Die gehackte Knoblauchzehe und Zwiebel darin goldbraun braten. Currypulver zufügen und unter ständigem Rühren bei schwacher Hitze zwei Minuten dünsten. Tomatenmark unterrühren und weitere zwei Minuten erhitzen. Das Putenschnitzel in dünne Streifen schneiden und mit Brühe dazugeben. Zugedeckt 15 Minuten schmoren. Mit Zitronensaft, Salz und Süßstoff abschmecken und warmstellen. Haselnüsse in der heißen Pfanne rösten. Die Mandarine schälen, in Stücke schneiden, zugeben und erhitzen. Den Reis unterheben. Mit Zitronensaft und Salz abschmecken. Dazu Kopfsalat mit einer Soße aus Joghurt, Zitronensaft, Salz und Süßstoff.

1 Teel. Öl, 1 Knoblauchzehe, 1 kleine Zwiebel, 1 Teel. Curry, 2 Teel. Tomatenmark, 150 Gramm Putenschnitzel, 1 knappe Tasse Hühnerbrühe (Instant), Zitronensaft, Salz, Süßstoff, 1 Teel. gehackte Haselnüsse, 1 Mandarine, 3 Eßl. gekochter Reis, 1 Portion Kopfsalat, 1/2 Becher Magermilchjoghurt

Putensteak mit Schnittbohnen

Butter oder Margarine in einer beschichteten Pfanne erhitzen. Das Putensteak darin auf jeder Seite drei Minuten braten. Den Bratensaft mit Sahne, Salz und Rosenpaprika verrühren und über das Steak gießen. Die Bohnen putzen, hobeln, in wenig Salzwasser kurz dämpfen. Gut abtropfen lassen und mit gehackter Petersilie bestreuen. Die Kartoffeln kochen und pellen.

1 Teel. Butter oder Margarine, 150 Gramm Putenbrust, 4 Teel. Kaffeesahne, Salz, Rosenpaprika, 100 Gramm grüne Bohnen, Petersilie, 2 mittelgroße Kartoffeln

Putenbrust mit Basilikumsoße

Die Putenbrust mit Öl bepinseln, Salz und Rosenpaprika darüberstreuen und von beiden Seiten anbraten. Die Hitze reduzieren. Brühe zugießen und das Fleisch zehn Minuten mit Deckel schmoren. Warmstellen und vor dem Servieren in Scheiben schneiden. Basilikum und Kapern hakken, mit Crème fraîche und einem Eßlöffel heißem Fleischsaft verrühren und über das Fleisch gießen. In der noch heißen Pfanne im restlichen Fleischsaft die Nudeln kurz schwenken. Die Zucchini in Scheiben schneiden und in wenig Salzwasser mit etwas Essig drei Minuten dünsten. Neben dem Fleisch anrichten.

150 Gramm Putenbrust, 1/2 Teel. Öl, Salz, Rosenpaprika, 1/2 Tasse Brühe (Instant), 4 frische Basilikumblätter, 1 Teel. Kapern, 3 Teel. Crème fraîche, 80 Gramm gekochte Nudeln, 1 mittelgroße Zucchini (200 g), Essig

Putenroulade in Sahnesoße

1 Stange Porree (150 g), Salz, Süßstoff, 1 Scheibe gekochter Schinken (20 g), 150 Gramm ganz dünn geschnittenes Putenschnitzel, Sojasoße, 1 Zahnstocher, 1 Teel. Butter oder Margarine, 1/2 Tasse Hühnerbrühe (Instant), 4 Teel. Kaffeesahne, 80 Gramm gekochte Nudeln

Den Porree putzen, in Ringe schneiden, in Salzwasser mit Süßstoff drei Minuten dämpfen und warmhalten. Schinkenwürfel rösten. Das Putenfleisch mit einem Eßlöffel Porree und den Schinkenwürfeln belegen, mit Sojasoße beträufeln, aufrollen und mit einem Zahnstocher feststekken. Das Fett in der Pfanne erhitzen, die Roulade von allen Seiten scharf anbraten. Brühe zugießen und 30 Minuten zugedeckt auf schwacher Hitze schmoren. Die Roulade herausnehmen. Die Soße mit Sahne und Sojasoße abschmecken und über die Roulade gießen. Die Nudeln kurz in der noch heißen Pfanne schwenken und zusammen mit dem restlichen Porree zu der Roulade legen.

Putenschnitzel mit Champignons und Gurkensalat

1 Teel. Öl, 150 g Putenschnitzel, Salz, Pfeffer, 1 Zwiebel, 100 g Champignons, Thymian, 1 Eßl. Weißwein oder Brühe (Instant), 3 Teel. Crème fraîche, 80 g gekochte Nudeln, 100 g Gurke, 1/2 Becher Magermilchjoghurt, 1 Teel. Ketchup, Dill

Öl in einer beschichteten Pfanne erhitzen. Das Putenschnitzel darin auf jeder Seite drei Minuten braten. Mit Salz und Pfeffer würzen und warmstellen. Die gehackte Zwiebel goldbraun braten. Champignons putzen, blättrig schneiden und zugeben. Mit Salz, Pfeffer und Thymian würzen. Weißwein und Crème fraîche zugeben und kurz aufkochen. Die Champignons zu dem Putenschnitzel legen. In der noch heißen Pfanne die Nudeln erwärmen. Die Gurke schälen, hobeln und mit einer Soße aus Joghurt, Ketchup, Salz, Pfeffer und gehacktem Dill übergießen.

Putensteak mit Blumenkohl

2 Zwiebeln, 2 Teel. Butter oder Margarine, 150 Gramm Putenbrust, Salz, Pfeffer, 2 Eßl. Semmelbrösel, 1/2 kleiner Blumenkohl (100 g), 4 Eßl. Kartoffelpüreeflocken (Fertigprodukt), 1 knappe Tasse Wasser, Petersilie

Zwiebelringe im heißen Fett glasig dünsten. Das Putensteak auf jeder Seite drei Minuten braten, salzen, pfeffern und herausnehmen. Mit den Zwiebelringen belegen. In dem restlichen Bratfett die Semmelbrösel rösten. Den Blumenkohl kochen. Semmelbrösel darüberstreuen. Die Kartoffelpüreeflocken mit heißem Wasser verrühren und die gehackte Petersilie unterheben.

Spiegeleier mit Spinat

Den Spinat auftauen und in einem Topf erhitzen. Mit Sahne, Salz, Streuwürze und Muskat abschmecken. Die Butter oder Margarine in einer beschichteten Pfanne erhitzen. Zwei Spiegeleier darin braten und mit Salz würzen. Die Kartoffeln kochen, pellen und zu dem Spinat mit den Spiegeleiern legen.

1 kleines Paket TK-Spinat (150 g), 2 Teel. Kaffeesahne, Salz, Streuwürze, Muskat, 1 Teel. Butter oder Margarine, 2 Eier, 2 mittelgroße Kartoffeln

Spiegeleier mit Bratkartoffeln

Die Kartoffeln pellen und in Scheiben schneiden. Zwiebel und Schinken würfeln. Das Öl in einer beschichteten Pfanne erhitzen. Die Kartoffelscheiben darin braten. Zwiebeln und den Schinken zugeben, salzen und pfeffern. Auf einen vorgewärmten Teller geben. In die heiße Pfanne zwei Eier schlagen und zu Spiegeleiern braten. Mit Schnittlauchröllchen bestreuen. Die Eier auf den Bratkartoffeln anrichten.

2 mittelgroße, gekochte Kartoffeln, 1 Zwiebel, 1 Scheibe gekochter Schinken (20 g), 1 Teel. Öl, Salz, Pfeffer, 2 Eier, Schnittlauch

Spiegeleier auf Schinkenbrot

Das Brot mit Salatcreme bestreichen, Schinken darauflegen und mit Pfeffer würzen. Butter oder Margarine in einer beschichteten Pfanne erhitzen. Die Eier hineinschlagen und als Spiegeleier braten. Eier auf dem Schinkenbrot anrichten und mit gehackter Petersilie bestreuen.

1 Scheibe Vollkornbrot, 1 Teel. Salatcreme, 2 Scheiben gekochter Schinken (40 g), Pfeffer, 1 Teel. Butter oder Margarine, 2 Eier, Petersilie

Spiegeleier mit Corned-beef-Püree

Die Kartoffeln schälen, in Salzwasser sehr weich kochen. Mit etwas Kochwasser und Butter oder Margarine zerdrücken. Das gewürfelte Corned beef und die gehackte Petersilie unterheben. Eine beschichtete Pfanne mit Öl auspinseln und die Eier darin zu Spiegeleiern braten. Mit Salz und Pfeffer würzen.

2 mittelgroße Kartoffeln, Salz, 1 Messerspitze Butter oder Margarine, 2 Scheiben Corned beef (40 g), Petersilie, 1/2 Teel. Öl, 2 Eier, Pfeffer

Spiegeleier mit Thymiantomaten

2 mittelgroße, gekochte Kartoffeln, 2 Tomaten, 1 Zwiebel, 1 Teel. Öl, Salz, Pfeffer, Thymian, 1 Teel. Butter oder Margarine, 2 Eier

Die Kartoffeln pellen und in Scheiben schneiden. Die Tomaten achteln, die Zwiebel würfeln. Das Öl in einer beschichteten Pfanne erhitzen, Kartoffelscheiben und Zwiebeln goldbraun braten. Die Tomaten zugeben und kurz mitdünsten. Mit Salz, Pfeffer und Thymian bestreuen und warmstellen. Die Butter oder Margarine erhitzen, die Eier darin zu Spiegeleiern braten. Mit Salz würzen und auf den Kartoffeln anrichten.

Spiegeleier mit Schinkenreis und Porree

1 Stange Porree (150 g), 1 Scheibe gekochter Schinken (20 g), 1 Teel. Butter oder Margarine, 3 Eßl. gekochter Reis, Sojasoße, 2 Eier, Schnittlauch

Den Porree putzen und in dünne Ringe, den Schinken in Würfel schneiden. Butter oder Margarine in einer beschichteten Pfanne erhitzen, erst den Schinken kurz rösten, dann den Porree zugeben. Unter häufigem Wenden braten und den Reis unterheben. Mit Sojasoße abschmecken und warmstellen. Die Eier in die noch heiße Pfanne schlagen und zu Spiegeleiern braten. Mit Schnittlauchröllchen bestreuen und auf den Schinkenreis legen.

Spiegeleier mit Tomaten und Käse

2 Tomaten, 1 Teel. Butter oder Margarine, Salz, Pfeffer, Basilikum, 2 Eier, 1 Eßl. geriebener Käse (10 g, 45 % Fett), Schnittlauch, 1 Scheibe Vollkornbrot

Die Tomaten in Scheiben schneiden. Die Butter oder Margarine in einer beschichteten Pfanne erhitzen, die Tomatenscheiben hineinlegen und kurz dünsten. Mit Salz, Pfeffer und Basilikum bestreuen. Die Eier über den Tomaten aufschlagen und den Käse darüberstreuen. Zugedeckt braten, bis der Käse geschmolzen ist. Mit Schnittlauch und Vollkornbrot anrichten.

Schinkeneier im Glas

2 Eier, 2 Teel. Butter oder Margarine, Salz, Pfeffer, 1 Scheibe gekochter Schinken, 1 Teel. Ketchup, Schnittlauch, 1/2 Scheibe Vollkornbrot

Die Eier wachsweich kochen, pellen und in einem Glas anrichten. Mit einem Teelöffel Butterflöckchen, Salz und Pfeffer bestreuen. Den Schinken in feine Würfel schneiden und zugeben. Einen Klecks Ketchup darauftun und mit Schnittlauchröllchen bestreuen. Dazu ein Butterbrot.

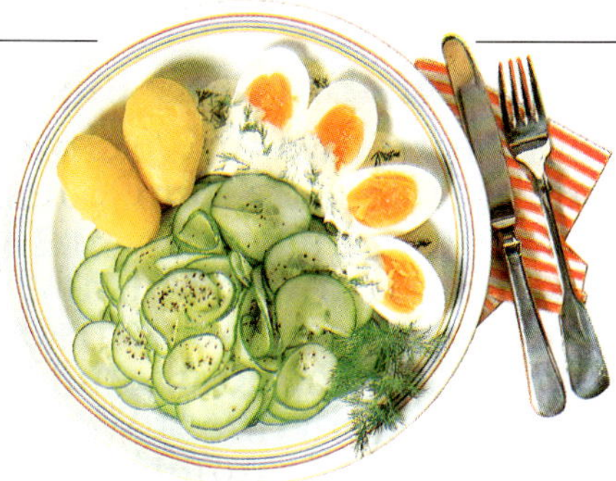

Eier mit Dillsoße

Die Eier wachsweich kochen. Den Joghurt mit Salz, Senf, Sahne, etwas Zitronensaft und gehacktem Dill verrühren und im Wasserbad (dazu können Sie das noch sprudelnde Eiwasser benutzen) erwärmen. Die Eier pellen und auf einem Teller anrichten. Mit der Dillsoße übergießen. Die Kartoffeln kochen und pellen, zu den Eiern legen. Die Gurke schälen, in dünne Scheiben schneiden, mit Selleriesalz und Pfeffer bestreuen.

2 Eier, 1/2 Becher Magermilchjoghurt, Salz, 2 Teel. Senf, 4 Teel. Sahne, Zitronensaft, Dill, 2 mittelgroße Kartoffeln, 150 Gramm Gurke, Selleriesalz, Pfeffer

Eier auf Kräuterbrot

Das Brot mit Salatcreme bestreichen und gehackte Kräuter darüberstreuen. Eine beschichtete Pfanne mit Öl auspinseln. Die in kleine Würfel geschnittene Zwiebel darin dünsten. Das Beefsteakhack zugeben, braten, mit Pfeffer und Salz würzen. Auf dem Kräuterbrot anrichten. Die Eier weich kochen, pellen, halbieren und auf das Brot legen. Mit Salz und Senf würzen.

1 Scheibe Vollkornbrot, 1 Teel. Salatcreme, frische Kräuter (Petersilie, Schnittlauch, Dill), 1/2 Teel. Öl, 1 kleine Zwiebel, 50 Gramm Beefsteakhack, Pfeffer, Salz, 2 Eier, Senf

Eier in Senfsoße

Butter oder Margarine in einem kleinen Topf erhitzen. Das Mehl hineinstreuen und rösten, bis es hellbraun ist, dabei umrühren. Unter ständigem Rühren die Brühe zugießen und kurz aufkochen lassen. Senf, Sahne und gehackte Kapern unterziehen, erhitzen, aber nicht mehr kochen. Die Eier wachsweich kochen, pellen und auf einen Teller legen. Mit der Soße übergießen. Die Kartoffeln kochen, pellen und neben den Eiern anrichten, mit Schnittlauch bestreuen.

1 Teel. Butter oder Margarine, 1/2 Teel. Mehl, 1/2 Tasse Brühe (Instant), 4 Teel. Senf, 2 Teel. Kaffeesahne, 1 Teel. Kapern, 2 Eier, 2 mittelgroße Kartoffeln, Schnittlauch

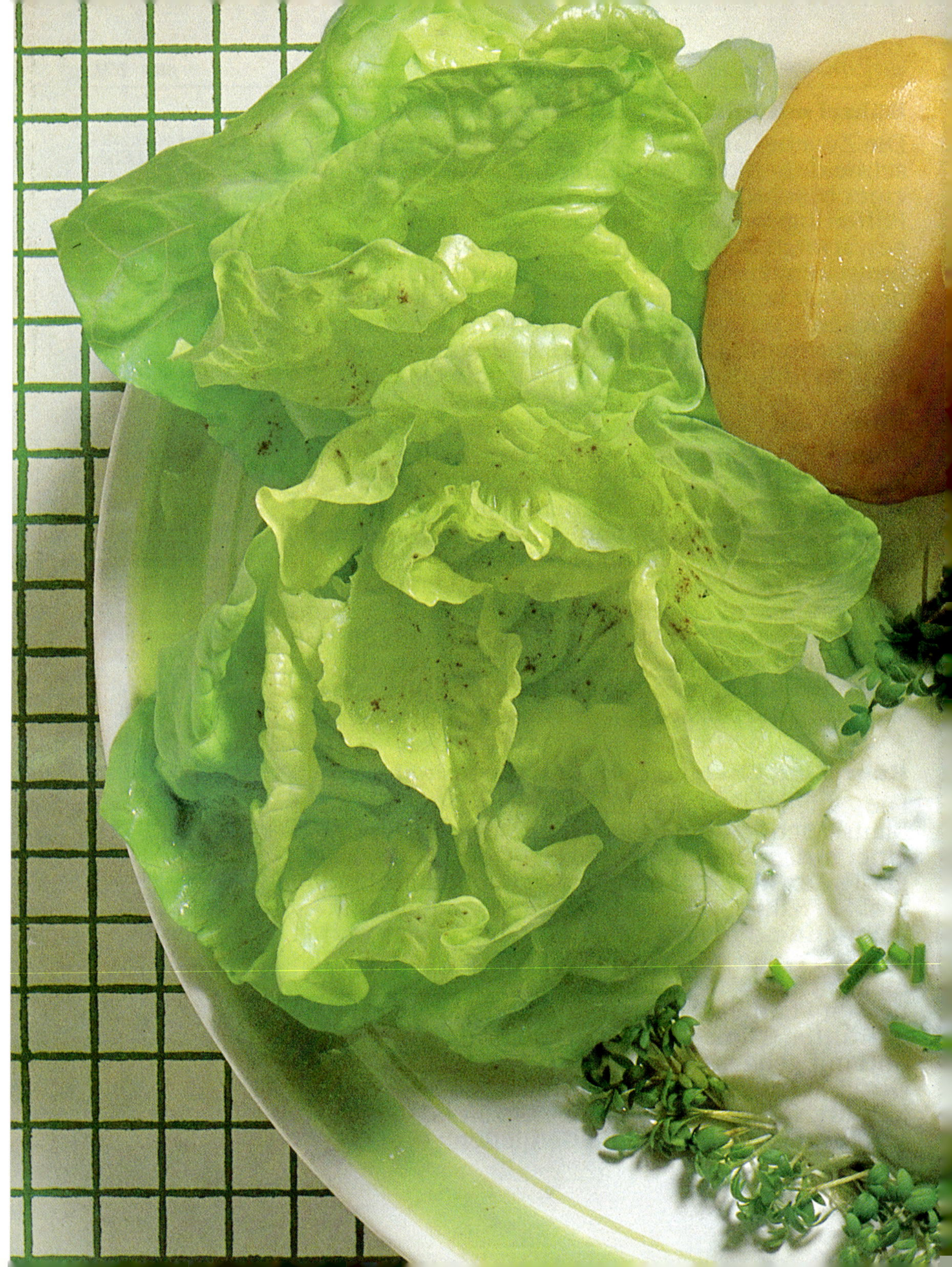

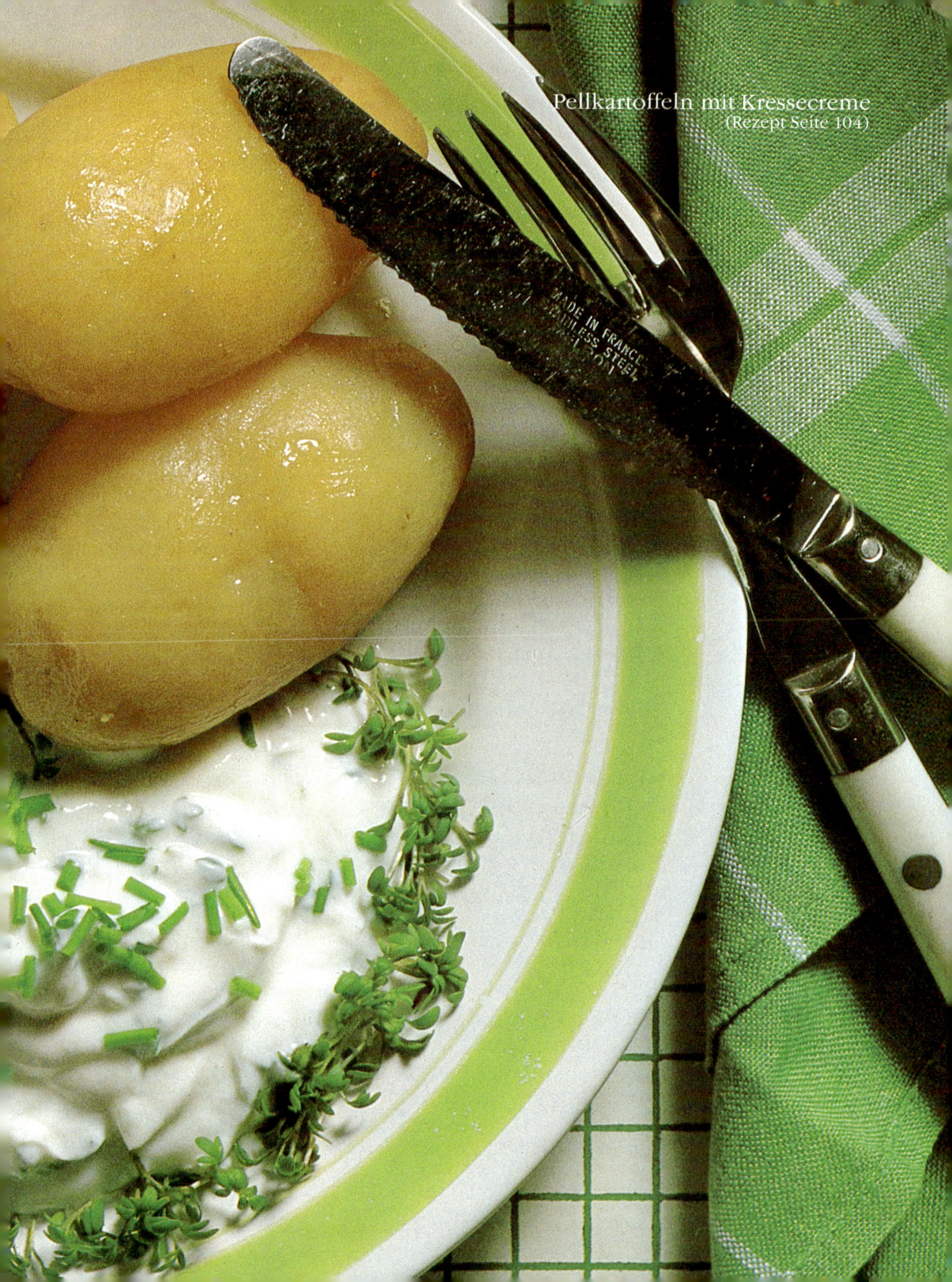

Pellkartoffeln mit Kressecreme
(Rezept Seite 104)

Pellkartoffeln mit Kressecreme (Foto S. 102/103)

100 Gramm Magerquark, 4 Teel. Crème fraîche, Salz, Pfeffer, 1/2 Schachtel Kresse, 3 mittelgroße Kartoffeln, 1 Portion Kopfsalat, 1 Teel. Öl, Zitronensaft, 1 Eßl. Wasser, Süßstoff

Den Quark mit Crème fraîche cremig rühren. Mit wenig Salz und Pfeffer würzen. Die Kresse unterheben. Einige Blättchen zum Verzieren zurückbehalten. Die Kartoffeln kochen, pellen und neben den Quark legen. Den Salat waschen und zerpflücken. Aus Öl, Zitronensaft, Wasser, Salz, Pfeffer und Süßstoff eine Soße zubereiten und über den Salat gießen.

Bratkartoffeln mit Gurkenquark

100 Gramm Gurke, Dill, 100 Gramm Magerquark, 4 Teel. Crème fraîche, Selleriesalz, 3 mittelgroße, gekochte Kartoffeln, 1 Teel. Butter oder Margarine, 1 Zwiebel, Salz, Pfeffer

Die Gurke schälen und in Würfel schneiden. Den Dill hacken, einen Zweig zum Dekorieren zurückbehalten. Den Quark mit Crème fraîche cremig rühren und mit Selleriesalz würzen. Die Gurkenwürfel und den gehackten Dill unterheben. Die Kartoffeln pellen und in Scheiben schneiden. Butter oder Margarine in einer beschichteten Pfanne erhitzen und die Kartoffelscheiben darin braten. Die Zwiebel in Streifen schneiden und zugeben. Mit Salz und Pfeffer würzen. Die Bratkartoffeln neben den Gurkenquark legen.

Kümmelkartoffeln mit Radieschensahne

1 Bund Radieschen, 100 Gramm Magerquark, 4 Teel. Crème fraîche, Zitronensaft, Salz, Pfeffer, Schnittlauch, 1 Teel. Butter oder Margarine, 2 mittelgroße, gekochte Kartoffeln, Kümmel, 1 Portion Salat (Kopfsalat, Tomate, Gurke, Radicchio), 1 Teel. Öl, 1 Eßl. Wasser, Süßstoff

Die Radieschen waschen und in Scheiben schneiden. Den Quark mit Crème fraîche glattrühren, mit Zitronensaft, Salz und Pfeffer würzen und die Radieschenscheiben unterheben. Schnittlauchröllchen darüberstreuen. Butter oder Margarine in einer beschichteten Pfanne zerlassen. Kartoffeln pellen und halbieren, in dem Fett wälzen und mit der Schnittfläche nach unten in die Pfanne legen. Mit Salz und Kümmel bestreuen. Den Deckel schließen und die Kartoffeln auf schwacher Hitze erwärmen. Dazu gibt es einen gemischten Salat mit einer Soße aus Öl, Zitronensaft, Wasser, Salz, Pfeffer, Süßstoff und Schnittlauchröllchen.

Röstkartoffeln mit Gurken und Quarkcreme

Die Gurke in dünne Scheiben schneiden. Quark mit Crème fraîche, Zitronensaft, Salz und Rosenpaprika verrühren. Die Petersilie hacken und unterheben. Den Quark über die Gurkenscheiben geben. Kartoffeln pellen und in Scheiben schneiden. Öl in einer beschichteten Pfanne erhitzen und die Kartoffeln darin goldbraun braten. Mit Salz, Pfeffer und Kümmel würzen. Das Corned beef zu Röllchen formen und neben den Kartoffeln und den Gurken anrichten.

150 Gramm Gurke, 100 Gramm Magerquark, 4 Teel. Crème fraîche, Zitronensaft, Salz, Rosenpaprika, Petersilie, 2 mittelgroße, gekochte Kartoffeln, 1 Teel. Öl, Pfeffer, Kümmel, 2 Scheiben Corned beef (40 g)

Quarkdip mit rohem Gemüse

Das Gemüse putzen und in mundgerechte Stücke schneiden. Den Quark mit Crème fraîche und Sahne cremig rühren. Mit der gekörnten Brühe würzen und die gehackten Kräuter unterheben. Den Quark in einem Schälchen anrichten und auf eine Platte stellen. Darauf rundherum das Gemüse legen.

1/2 Kilogramm frisches Gemüse (Blumenkohl, Paprikaschoten, Stangensellerie, Möhren, Gurke), 6 Eßl. Magerquark, 4 Teel. Crème fraîche, 2 Teel. Kaffeesahne, 1 Teel. Instant-Brühe, frische Kräuter (Petersilie, Schnittlauch, Kresse, Dill)

Blumenkohl mit Semmelbrösel und Kartoffelpüree

Den Blumenkohl putzen und in Salzwasser nicht zu weich kochen. Schinken in feine Streifen schneiden und über den Blumenkohl streuen. Butter oder Margarine in einer beschichteten Pfanne erhitzen, die Semmelbrösel darin unter häufigem Rühren goldbraun rösten und ebenfalls über den Blumenkohl streuen. Die Kartoffeln schälen und in Salzwasser sehr weich kochen. Mit etwas Kochwasser und der restlichen Butter oder Margarine mit einer Gabel zerdrücken. Die Petersilie hacken und unterheben. Das Kartoffelpüree auf einem Teller neben dem Blumenkohl anrichten und mit einem Petersilienzweig verzieren.

1 kleiner Blumenkohl (200 g), Salz, 2 Scheiben gekochter Schinken (40 g), 2 Teel. Butter oder Margarine, 2 Eßl. Semmelbrösel, 2 mittelgroße Kartoffeln, Petersilie

Paprikaschote mit Reisfüllung (Foto)

1 große Paprikaschote, 3 Scheiben gekochter Schinken (60 g), 1 Zwiebel, Petersilie, 4 Eßl. gekochter Reis, Salz, Pfeffer, 2 Teel. Öl, 2 Teel. Tomatenmark, 1/2 Tasse Brühe (Instant), Edelsüß-Paprika, 2 Teel. Kaffeesahne

Die Paprikaschote putzen und halbieren. Schinken in feine Würfel schneiden. Zwiebel und Petersilie hacken. Von der Petersilie einen Stengel zurückbehalten für die Dekoration. Schinkenwürfel, Reis, Petersilie und eine halbe Zwiebel miteinander mischen, mit Salz und Pfeffer würzen und in die Paprikaschotenhälften füllen. Das Öl in einem kleinen Topf erhitzen und die Paprikaschote darin anbraten. Die zweite Hälfte der Zwiebel zugeben. Tomatenmark und Brühe hineinrühren und mit Edelsüß-Paprika würzen. Die Paprikaschote zugedeckt zehn Minuten schmoren. Zum Schluß die Sahne in die Soße rühren. Die Paprikaschote auf einem Teller anrichten und mit Petersilie verzieren.

Brokkoli mit Corned beef und Käse

1 Paket TK-Brokkoli (300 g), 1 Teel. Butter oder Margarine, Salz, Pfeffer, 2 Scheiben Corned beef (40 g), 1 Scheibe Käse (20 g, 45 % Fett), 4 Eßl. Kartoffelpüreeflocken (Fertigprodukt), 1/2 Tasse Wasser, 3 Teel. Kaffeesahne, Muskat

Den Brokkoli auftauen lassen. Die Butter oder Margarine in einer beschichteten Pfanne erhitzen. Den Brokkoli zugeben und mit Salz und Pfeffer bestreuen. Zugedeckt auf schwacher Hitze garen. Die Pfanne ab und zu rütteln. Zuerst Corned beef, dann Käse auf den Brokkoli legen. Den Deckel so lange geschlossen halten, bis der Käse geschmolzen ist. Die Kartoffelpüreeflocken mit kochendem Wasser und der Sahne verrühren. Mit Salz und Muskat abschmecken.

Spargel mit Schinken und Pellkartoffeln

1/2 Kilogramm Spargel, Salz, Süßstoff, 1 Eßl. Semmelbrösel, 2 Teel. Butter oder Margarine, 100 Gramm Lachsschinken, 3 kleine Kartoffeln, Petersilie

Den Spargel schälen und in Salzwasser mit etwas Süßstoff garen. Die Semmelbrösel in einer beschichteten Pfanne rösten, Butter oder Margarine zufügen und über den Spargel geben. Den Lachsschinken zu Röllchen drehen und zum Spargel legen. Kartoffeln kochen, pellen und mit gehackter Petersilie bestreuen.

Paprikaschote mit Reisfüllung

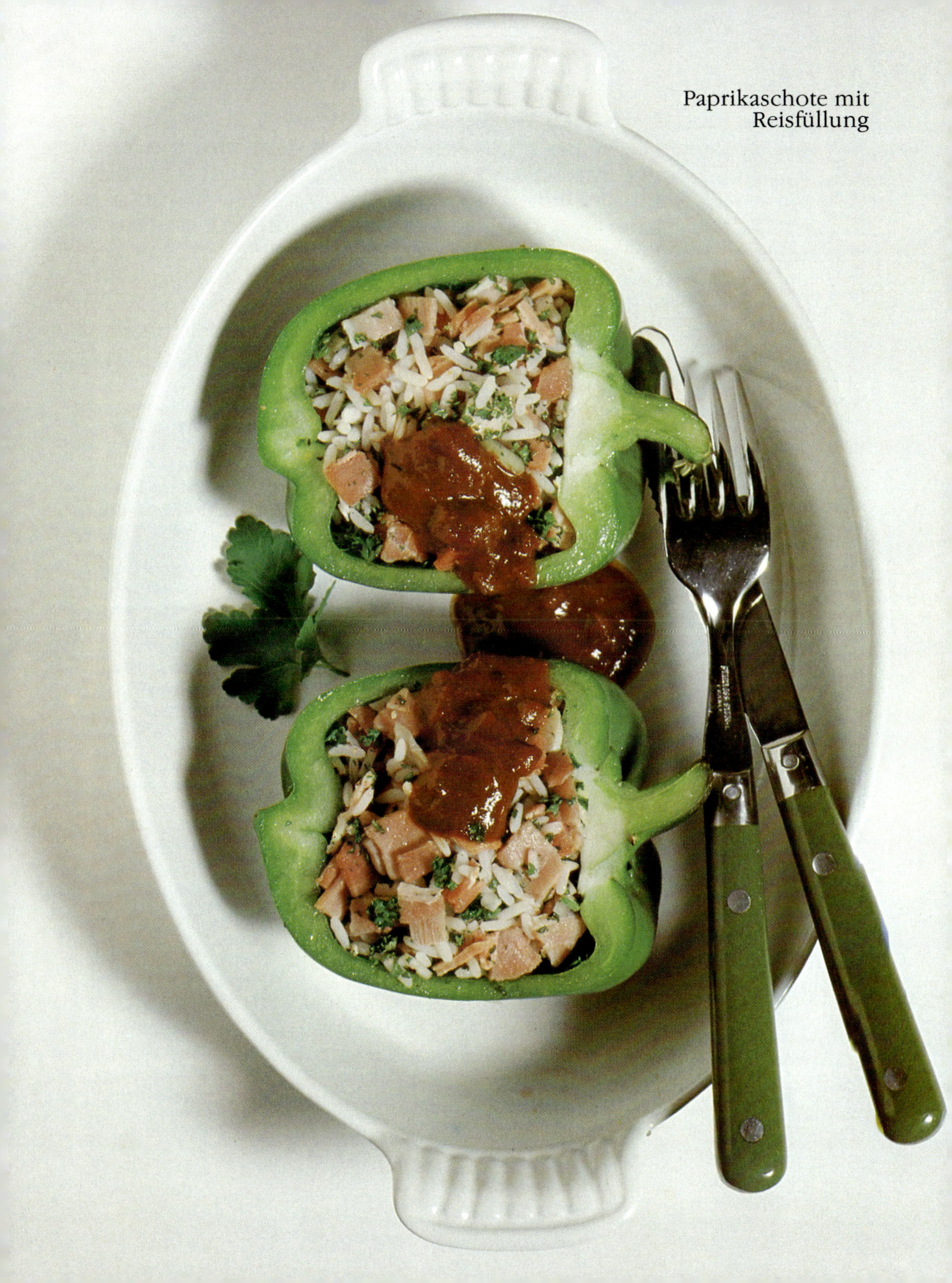

Sauerkraut-Blutwurst-Auflauf

150 Gramm Sauerkraut, 1/2 Tasse Apfelsaft oder Wasser mit Süßstoff, 1 Zwiebel, 5 Nelken, 4 Eßl. Kartoffelpüreeflocken (Fertigprodukt), 1 knappe Tasse Wasser, 1 1/2 Teel. Butter oder Margarine, 50 Gramm Blutwurst, 1 Eßl. Semmelbrösel

Das Sauerkraut mit Apfelsaft dünsten. Eine Zwiebel mit Nelken spicken und eine halbe Stunde mitkochen. Dann die Zwiebel wieder herausnehmen. Kartoffelpüreeflocken mit kochendem Wasser verquirlen. Eine ofenfeste Form mit Butter oder Margarine auspinseln. Erst das Sauerkraut, dann die Blutwurst und zum Schluß eine Schicht Kartoffelpüree hineinfüllen. Mit Butterflöckchen und Semmelbröseln bestreuen. Im Backofen bei 200 Grad/Gas Stufe 3 goldgelb backen.

Blumenkohl-Auflauf

1 kleiner Blumenkohl o. 200 g TK-Blumenkohlröschen, Salz, 4 Scheiben gekochter Schinken (80 g), 4 Eßl. Kartoffelpüreeflocken (Fertigprodukt), 1 knappe Tasse Brühe (Instant), Petersilie, 1 1/2 Teel. Butter o. Margarine, Pfeffer, Zitronensaft, 1 Eßl. gerieb. Käse (10 g, 45 % Fett), 1 Eßl. Semmelbrösel

Den Blumenkohl in Salzwasser nicht zu weich kochen. Schinken in Streifen schneiden. Die Kartoffelpüreeflocken mit heißer Brühe verrühren und gehackte Petersilie unterheben. Eine ofenfeste Form mit Butter oder Margarine auspinseln. Blumenkohl und Schinken hineinschichten. Mit Salz, Pfeffer und Zitronensaft würzen. Mit Kartoffelpüree abdecken. Käse, Butterflöckchen und Semmelbrösel darübergeben. Im Ofen bei 200 Grad/Gas Stufe 3 goldgelb überbacken.

Porree-Auflauf

2 Stangen Porree (300 g), Salz, Süßstoff, 3 Scheiben gekochter Schinken (60 g), 1/2 Teel. Butter oder Margarine, 3 Eßl. Kaffeesahne, 2 Eßl. geriebener Käse (20 g, 45 % Fett), Pfeffer, Rosenpaprika

Den Porree putzen, in zehn Zentimeter lange Stücke schneiden und in Salzwasser mit etwas Süßstoff nicht zu weich kochen. Den Schinken in Würfel schneiden. Eine ofenfeste Form mit Butter oder Margarine auspinseln. Den Porree in die Form legen, Schinkenwürfel darüberstreuen. Die Sahne mit Käse, Salz und Pfeffer verquirlen und über den Schinken gießen. Mit Rosenpaprika bestreuen. Im Ofen bei 200 Grad/Gas Stufe 3 goldgelb überbacken.

Chicorée-Schinken-Auflauf

Den Chicorée putzen, halbieren und in Salzwasser mit Essig und Süßstoff drei Minuten dämpfen. Eine ofenfeste Form mit Butter oder Margarine auspinseln. Den gut abgetropften Chicorée hineinlegen. Mit Tomatenmark bestreichen. Den Reis darüberstreuen und die Schinkenscheiben darauflegen. Den Käse in Streifen schneiden und im Gittermuster obendrauf legen. Mit Edelsüß-Paprika und Rosenpaprika bestreuen. Im Ofen bei 200 Grad/Gas Stufe 3 20 Minuten überbacken. Mit gehackter Petersilie bestreuen.

1 Stange Chicorée (200 g), Salz, Essig, Süßstoff, 1/2 Teel. Butter oder Margarine, 2 Teel. Tomatenmark, 3 Eßl. gekochter Reis, 2 Scheiben gekochter Schinken (40 g), 2 Scheiben Käse (40 g, 45 % Fett), Edelsüß-Paprika, Rosenpaprika, Petersilie

Kartoffel-Beefsteakhack-Auflauf

Die Zwiebel in Würfel schneiden und in einer beschichteten Pfanne rösten. Beefsteakhack zugeben und kurz braten. Mit Salz, Pfeffer, Thymian, Tomatenmark und gehackter Petersilie würzen. Die Kartoffeln pellen und in Scheiben schneiden. Eine ofenfeste Form mit Butter oder Margarine auspinseln. Zuerst eine Schicht Kartoffeln, dann das Beefsteakhack und zum Schluß wieder Kartoffeln übereinander häufen. Das Ei mit Käse verquirlen und über den Auflauf gießen. 20 Minuten bei 200 Grad/Gas Stufe 3 im Ofen backen.

1 Zwiebel, 100 Gramm Beefsteakhack, Salz, Pfeffer, Thymian, 2 Teel. Tomatenmark, Petersilie, 2 mittelgroße, gekochte Kartoffeln, 1/2 Teel. Butter oder Margarine, 1 Ei, 1 Eßl. geriebener Käse (10 g, 45 % Fett)

Porree-Kartoffelschnee-Auflauf

Den Porree putzen und in Salzwasser mit Süßstoff nicht zu weich kochen. Eine ofenfeste Form mit Butter oder Margarine auspinseln. Den Porree in Scheiben schneiden und darin verteilen. Die Kartoffelpüreeflocken mit kochendheißer Brühe, Sahne und Eigelb verquirlen. Eiweiß zu Schnee schlagen und zusammen mit der gehackten Petersilie unter das Püree heben. Püree über dem Porree verteilen. Mit Käse und Edelsüß-Paprika bestreuen. 30 Minuten bei 200 Grad/Gas Stufe 3 im Ofen überbacken.

1 Stange Porree (150 g), Salz, Süßstoff, 1/2 Teel. Butter oder Margarine, 4 Eßl. Kartoffelpüreeflocken (Fertigprodukt), 1 knappe Tasse Brühe (Instant), 2 Teel. Kaffeesahne, 1 Ei, Petersilie, 4 Eßl. geriebener Käse (40 g, 45 % Fett), Edelsüß-Paprika

Zucchini-Auflauf

1 Zucchini (200 g), 2 mittelgroße, gekochte Kartoffeln, 2 Scheiben gekochter Schinken (40 g), Petersilie, 1/2 Teel. Butter oder Margarine, 2 Eßl. Kaffeesahne, 2 Eßl. geriebener Käse (20 g, 45 % Fett), Salz, Pfeffer

Zucchini grob raspeln, in ein Sieb schütten und abtropfen lassen. Mit Küchenkrepp gut ausdrücken. Die Kartoffeln pellen und ebenfalls grob raspeln. Den Schinken in Würfel schneiden. Zucchini, Kartoffeln, Schinken und gehackte Petersilie miteinander mischen und in eine mit Butter oder Margarine ausgepinselte ofenfeste Form füllen. Sahne mit Käse verquirlen, mit Salz und Pfeffer würzen und über den Auflauf gießen. 30 Minuten bei 200 Grad/Gas Stufe 3 im Ofen überbacken.

Kartoffel-Porree-Auflauf

1 Stange Porree (150 g), Salz, Süßstoff, 2 mittelgroße, gekochte Kartoffeln, 1 1/2 Teel. Butter oder Margarine, 3 Eßl. Kaffeesahne, 2 Eßl. geriebener Käse (20 g, 45 % Fett), Pfeffer, 1 Eßl. Semmelbrösel

Den Porree putzen, in Salzwasser mit Süßstoff nicht zu weich kochen und dann in Scheiben schneiden. Die Kartoffeln pellen und ebenfalls in Scheiben schneiden. Eine ofenfeste Form mit Butter oder Margarine auspinseln. Um den Rand Kartoffelscheiben legen, dann einen Ring Porreescheiben. So weiter verfahren, bis Sie in der Mitte angekommen sind. Sahne, Käse, Pfeffer und Salz verrühren und über den Auflauf gießen. Mit Semmelbröseln und Butterflöckchen bestreuen. 20 Minuten bei 200 Grad/Gas Stufe 3 im Backofen goldgelb backen.

Nudel-Beefsteakhack-Auflauf

50 Gramm Beefsteakhack (Tatar), 1 Zwiebel, Salz, Pfeffer, Edelsüß-Paprika, 1 Teel. Butter oder Margarine, 120 Gramm gekochte Nudeln, 4 Tomaten, Basilikum, 2 Eßl. Kaffeesahne, 2 Eßl. geriebener Käse (20 g, 45 % Fett), 1 Eßl. Semmelbrösel

Das Hack in einer beschichteten Pfanne anbraten. Die gehackte Zwiebel, Salz, Pfeffer und Edelsüß-Paprika zugeben. Eine ofenfeste Form mit Butter oder Margarine auspinseln. Erst Nudeln, dann Tomatenscheiben hineinschichten. Mit Salz, Pfeffer und Basilikum würzen. Das gebratene Beefsteakhack darüberstreuen. Mit Tomatenscheiben abdecken, wieder mit wenig Salz, Pfeffer und Basilikum würzen. Zum Schluß eine Schicht Nudeln obendrauf legen. Die Sahne mit Käse verquirlen und darübergießen. Mit Semmelbröseln und Butterflöckchen bestreuen. Im Ofen bei 200 Grad/Gas Stufe 3 überbacken.

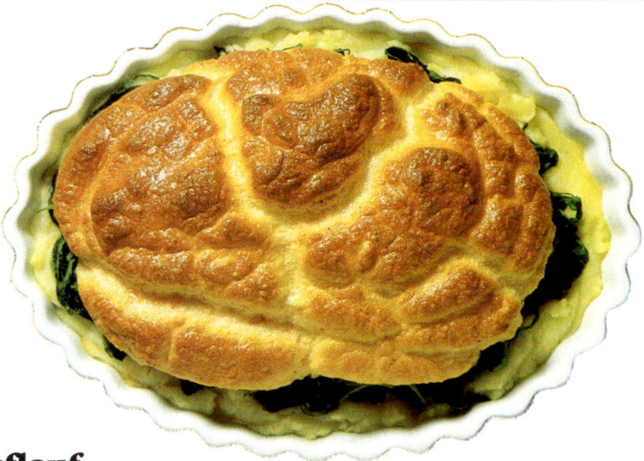

Spinat-Ei-Auflauf

Eine ofenfeste Form mit Butter oder Margarine auspinseln. Die Kartoffelpüreeflocken mit heißer Brühe verquirlen und in der Form verteilen. Den aufgetauten und gut abgetropften Spinat mit einer Gabel auflockern und über das Püree schichten. Den Schmelzkäse mit der Sahne in einem kleinen Tiegel bei schwacher Hitze schmelzen und wieder abkühlen lassen. Mit Eigelb, Salz, Muskat und Rosenpaprika verrühren. Eiweiß nicht zu steif schlagen und unter die Käsecreme heben. Die Eischneemasse über dem Spinat verteilen. Mit Edelsüß-Paprika bestreuen und im Backofen bei 200 Grad/Gas Stufe 3 goldbraun überbacken.

1/2 Teel. Butter oder Margarine, 4 Eßl. Kartoffelpüreeflocken (Fertigprodukt), 1 knappe Tasse Brühe (Instant), 150 Gramm TK-Blattspinat, 1/2 Ecke Schmelzkäse (30 g, 20 % Fett), 3 Teel. Kaffeesahne, 2 Eier, Salz, Muskat, Rosenpaprika, Edelsüß-Paprika

Rosenkohl-Auflauf

Den Rosenkohl putzen und in der Brühe nicht zu weich kochen. Schinken in Streifen schneiden. Eine ofenfeste Form mit Butter oder Margarine auspinseln. Den Rosenkohl hineinlegen und Schinken darüberstreuen. Ei mit Sahne, Käse, Salz und Pfeffer verquirlen und über den Rosenkohl gießen. Im Ofen bei 200 Grad/Gas Stufe 3 überbacken.

150 Gramm Rosenkohl, 1/2 Tasse Brühe (Instant), 3 Scheiben gekochter Schinken (60 g), 1/2 Teel. Butter oder Margarine, 1 Ei, 2 Eßl. Kaffeesahne, 1 Eßl. geriebener Käse (10 g, 45 % Fett), Salz, Pfeffer

Reis mit Tomaten und Schinken

3 Scheiben gekochter Schinken (60 g), 2 Tomaten, 1/2 Stange Porree (75 g), 2 Eßl. Kaffeesahne, 2 Teel. Paprikamark, Salz, Pfeffer, 3 Eßl. gekochter Reis, 1 Eßl. geriebener Käse (10 g, 45 % Fett), Petersilie

Den Schinken in feine Würfel schneiden und in einer beschichteten Pfanne ohne zusätzliches Fett anrösten. Tomaten achteln, Porree putzen und in feine Ringe schneiden. Tomaten und Porree zugeben und kurz schmoren. Die Sahne mit dem Paprikamark, Salz und Pfeffer verrühren und zugießen. Den Reis unterheben. Mit Käse bestreuen und zugedeckt so lange erhitzen, bis der Käse geschmolzen ist. Mit gehackter Petersilie anrichten.

Reis mit Rindfleisch und Champignons

150 Gramm mageres Rindfleisch, 1 Teel. Öl, 1 Zwiebel, Edelsüß-Paprika, 2 Teel. Tomatenmark, 1 Teel. Paprikamark, 1 Tasse Brühe (Instant), 100 Gramm Champignons, 3 Eßl. gekochter Reis, Schnittlauch

Das Fleisch in kleine Würfel schneiden und im heißen Öl in einer beschichteten Pfanne scharf anbraten. Die Hitze reduzieren. Eine Zwiebel in Streifen schneiden, zugeben und mitrösten. Edelsüß-Paprika, Tomaten- und Paprikamark hineinrühren. Die Brühe zugießen und unter Rühren etwas einkochen. Die Champignons putzen, blättrig schneiden und drei Minuten mitschmoren. Den Reis unterheben. Mit Schnittlauchröllchen bestreuen.

Reis mit Rindfleisch und Porreeringen

150 Gramm mageres Rindfleisch, 1 Messerspitze gemahlener Ingwer, 4 Teel. Sojasoße, Zitronensaft, 1 Stange Porree (150 g), 1 Teel. Öl, 3 Eßl. gekochter Reis

Das Rindfleisch in feine Streifen schneiden. Ingwer, Sojasoße und Zitronensaft verrühren und die Fleischstreifen darin 15 Minuten ziehen lassen. Den Porree putzen und in dünne Ringe schneiden. Öl in einer beschichteten Pfanne erhitzen. Das Fleisch von allen Seiten scharf anbraten. Hitze reduzieren. Die Porreeringe zugeben und unter Rühren drei Minuten schmoren. Mit einem Teelöffel Marinade würzen. Den Reis unterheben und miterwärmen.

Reis mit Paprikaschote und Sojasprossen

Das Rindfleisch und die Zwiebel in feine Streifen schneiden. Das Öl in einer beschichteten Pfanne erhitzen, Fleisch und Zwiebeln darin bräunen. Die Paprikaschote putzen, in Stücke schneiden und zugeben. Mit Sojasoße, Pfeffer und Süßstoff abschmecken. Die Sojasprossen gut abtropfen lassen und mitschmoren. Den Reis unterheben und nochmals abschmecken.

150 Gramm mageres Rindfleisch, 1 Zwiebel, 1 Teel. Öl, 1 Paprikaschote (150 g), Sojasoße, Pfeffer, Süßstoff, 1 kleine Dose Sojasprossen (170 g), 3 Eßl. gekochter Reis

Reis mit Beefsteakhack und Chicorée

Öl in einer beschichteten Pfanne erhitzen. Das Beefsteakhack unter Rühren darin scharf anbraten. Mit Salz, Pfeffer und Edelsüß-Paprika bestreuen. Den Chicorée putzen, in Streifen schneiden und mit dem Beefsteakhack mischen. Den Reis unterheben, auf schwacher Hitze erwärmen und mit Sojasoße abschmecken. Schnittlauch in drei Zentimeter lange Röllchen schneiden und kurz vor dem Servieren darüberstreuen.

1 Teel. Öl, 150 Gramm Beefsteakhack (Tatar), Salz, Pfeffer, Edelsüß-Paprika, 1 Stange Chicorée (200 g), 4 Eßl. gekochter Reis, Sojasoße, Schnittlauch

Reis mit Hühnerfleisch und Ananas

Das Hühnerfleisch vom Knochen lösen und in mundgerechte Stücke schneiden. Knochen und Haut wegwerfen. Butter oder Margarine in einer beschichteten Pfanne erhitzen. Das Hühnerfleisch zugeben. Ananasscheiben in Stücke schneiden und miterhitzen. Den Reis unterheben, dabei die Pfanne ab und zu rütteln, bis der Reis heiß ist. Mit Salz und Curry würzen, Schnittlauchröllchen darüberstreuen.

1 gebratene Hühnerkeule, 1 Teel. Butter oder Margarine, 2 Scheiben Ananas (Dose), 4 Eßl. gekochter Reis, Salz, Curry, Schnittlauch

Reis mit Eiern und Tomaten

1 Zwiebel, 2 Scheiben gekochter Schinken (40 g), 1 Teel. Butter oder Margarine, 3 Eßl. gekochter Reis, Salz, Pfeffer, 2 Eier, 2 Tomaten, Thymian

Die Zwiebel und den Schinken in feine Würfel schneiden. Butter oder Margarine in einer beschichteten Pfanne erhitzen. Zwiebel- und Schinkenwürfel darin rösten. Den Reis zufügen und alles mischen. Mit Salz und Pfeffer würzen. Die Eier mit wenig Salz verquirlen und über den Reis gießen. Unter ständigem Rühren die Eimasse stocken lassen, sie muß trocken und krümelig sein. Auf einem Teller anrichten. Die Tomatenachtel rundherum legen, mit Salz und Thymian bestreuen.

Reis mit Ei und Champignons

1 Zwiebel, 1 Scheibe gekochter Schinken (20 g), 1 Teel. Öl, 100 Gramm Champignons, Salz, Pfeffer, Zitronensaft, 3 Eßl. gekochter Reis, 1 Ei, 1 Stange Chicorée (200 g), 1/2 Becher Magermilchjoghurt, 2 Teel. Crème fraîche, Süßstoff, Schnittlauch

Die Zwiebel in feine Würfel, den Schinken in dünne Streifen schneiden. Öl in einer beschichteten Pfanne erhitzen, Zwiebeln und Schinken darin rösten. Die Champignons putzen, blättrig schneiden und zugeben. Kurz schmoren und mit Salz, Pfeffer und Zitronensaft abschmecken. Den Reis unterheben. Ei mit Salz und Pfeffer verquirlen und darübergießen. Mit Deckel auf schwacher Hitze stocken lassen. Dazu gibt es einen Chicoréesalat mit einer Soße aus Joghurt, Crème fraîche, Zitronensaft, Salz, Pfeffer, Süßstoff und Schnittlauchröllchen.

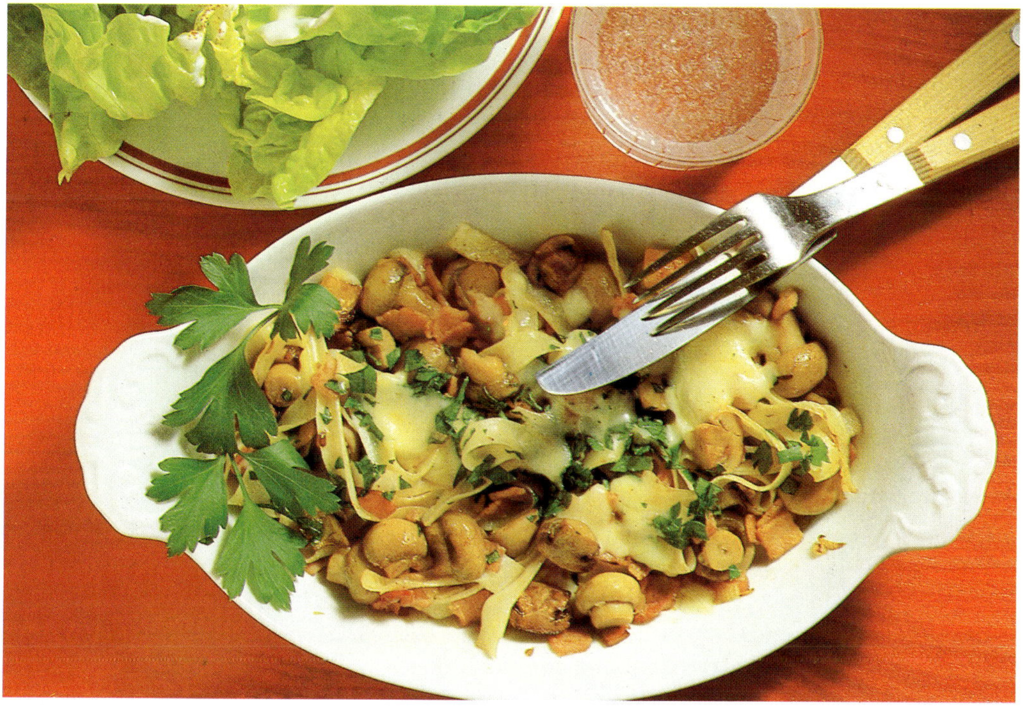

Nudeln mit Schinken

Den Schinken und die Zwiebel in Würfel schneiden. Butter oder Margarine in einer beschichteten Pfanne erhitzen und die Schinken- und Zwiebelwürfel darin braten. Champignons putzen, blättrig schneiden und zugeben. Mit Salz, Pfeffer und Zitronensaft würzen. Bei schwacher Hitze etwas ziehen lassen. Dann die Nudeln zufügen. Geriebenen Käse und gehackte Petersilie darüberstreuen. Mit der Sahne beträufeln und zugedeckt erwärmen, bis der Käse geschmolzen ist. Dazu gibt es einen Salat mit einer Soße aus Joghurt, Zitronensaft, Salz und Süßstoff.

3 Scheiben gekochter Schinken (60 g), 1 Zwiebel, 1 Teel. Butter oder Margarine, 100 Gramm Champignons, Salz, Pfeffer, Zitronensaft, 120 Gramm gekochte Nudeln, 1 Eßl. geriebener Käse (10 g, 45 % Fett), Petersilie, 4 Teel. Kaffeesahne, 1 Portion Kopfsalat, 1/2 Becher Magermilchjoghurt, Süßstoff

Nudeln mit Hühnerfleisch

1 gebratene Hühnerkeule, 1 Stange Porree (150 g), 1/2 Tasse Brühe (Instant), 4 Teel. Tomatenmark, Edelsüß-Paprika, Essig, 120 Gramm gekochte Nudeln, 2 Eßl. Kaffeesahne, Petersilie

Das Hühnerfleisch vom Knochen lösen und in Stücke schneiden. Knochen und Haut wegwerfen. Den Porree putzen und in Scheiben schneiden. Brühe mit Tomatenmark, Edelsüß-Paprika und einem Schuß Essig verrühren und in eine beschichtete Pfanne gießen. Den Porree zugeben und kurz aufkochen. Die Nudeln und das Hühnerfleisch zufügen und miterhitzen. Die Sahne unterrühren und mit gehackter Petersilie bestreuen.

Nudeln mit Eiern

1 Teel. Butter oder Margarine, 120 Gramm gekochte Nudeln, 1 Tomate, 2 Eier, Salz, Pfeffer, 1 Eßl. geriebener Käse (10 g, 45 % Fett), Schnittlauch

Butter oder Margarine in einer beschichteten Pfanne erhitzen. Nudeln darin braten. Die Tomate achteln und zugeben. Eier mit Salz und Pfeffer verquirlen und über die Nudeln gießen. Mit Käse bestreuen. Zugedeckt auf schwacher Hitze stocken lassen. Mit Schnittlauchröllchen bestreuen.

Kümmelkartoffeln mit Würstchen

Die Kartoffeln schälen und in dünne Scheiben hobeln. Öl in einer beschichteten Pfanne erhitzen und die Kartoffelscheiben darin anbraten. Die Zwiebel in Würfel schneiden und mitrösten. Mit Salz und Kümmel bestreuen. Tomaten und Würstchen in Scheiben schneiden und darauflegen, mit Pfeffer würzen. Die Brühe zugießen und zugedeckt auf schwacher Hitze dämpfen. Mit gehackter Petersilie bestreuen.

2 mittelgroße Kartoffeln, 1/2 Teel. Öl, 1 Zwiebel, Salz, Kümmel, 2 Tomaten, 2 Würstchen (100 g), Pfeffer, 1/2 Tasse Brühe (Instant), Petersilie

Kartoffeln mit Würstchen und Majoranapfel

Eine beschichtete Pfanne mit Butter oder Margarine auspinseln. Die Kartoffeln pellen. Kartoffeln und Würstchen in Scheiben schneiden und in der heißen Pfanne anbraten. Hitze reduzieren. Die Zwiebel in Ringe schneiden, zugeben und glasig dünsten. Brühe zugießen. Den Apfel schälen, achteln und zugeben. Mit Salz, Pfeffer und Majoran würzen. Mit geschlossenem Deckel sieben Minuten auf schwacher Hitze dämpfen. Zum Schluß die restliche Butter oder Margarine darübergeben.

2 Teel. Butter oder Margarine, 2 mittelgroße, gekochte Kartoffeln, 1 Würstchen (50 g), 1 Zwiebel, 2 Eßl. Brühe (Instant), 1 Apfel, Salz, Pfeffer, Majoran

Tomatenkartoffeln mit Fischfilet

Kartoffeln schälen und in dünne Scheiben hobeln. Die Zwiebel in Ringe, Tomaten in Achtel schneiden. Das Fischfilet zerpflücken. Eine beschichtete Pfanne mit Öl auspinseln. Kartoffelscheiben, Zwiebelringe, Tomatenachtel und Fischfilet hineinschichten. Die Brühe zugießen. Zugedeckt bei schwacher Hitze zehn Minuten dämpfen. Mit Salz, Pfeffer und Zitronensaft würzen. Gehackte Petersilie und Butterflöckchen darüberstreuen.

2 mittelgroße Kartoffeln, 1 Zwiebel, 2 Tomaten, 200 Gramm gebratenes Seelachsfilet, 1/2 Teel. Öl, 1/2 Tasse Brühe (Instant), Salz, Pfeffer, Zitronensaft, Petersilie, 1 Teel. Butter oder Margarine

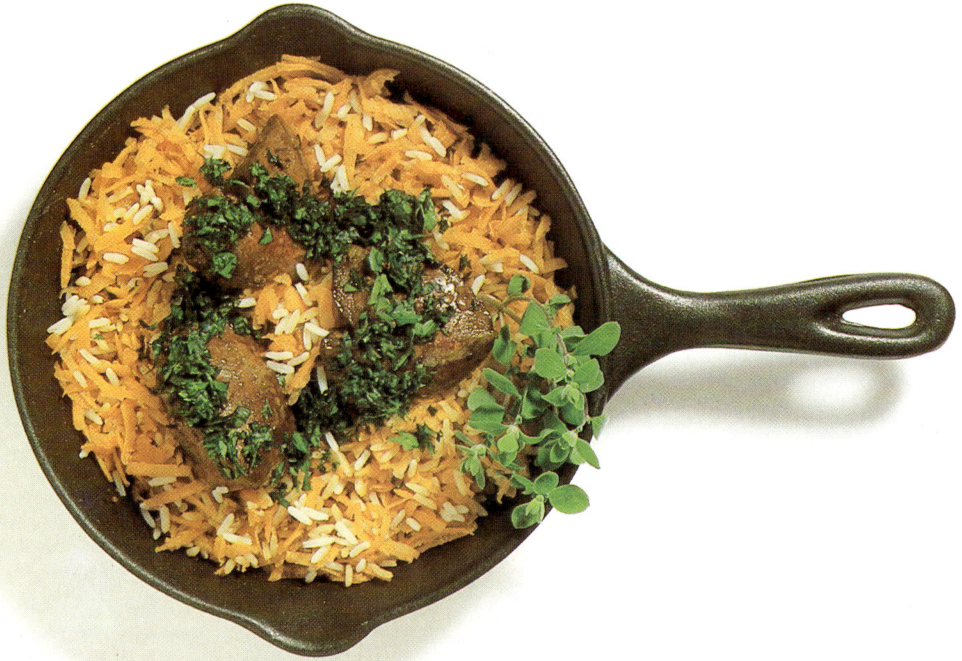

Möhrenreis mit Geflügelleber

1 Zwiebel, 1 Teel. Butter oder Margarine, 150 Gramm Geflügelleber, 3 Eßl. gekochter Reis, 1 Möhre, Salz, Pfeffer, Majoran, 1/2 Tasse Hühnerbrühe (Instant), Petersilie

Die Zwiebel in feine Würfel schneiden. Butter oder Margarine in einer beschichteten Pfanne erhitzen und die Zwiebel darin glasig dünsten. Die Geflügelleber klein schneiden und von allen Seiten anbraten. Reis mit einer geraspelten Möhre mischen und um die Leber legen. Mit Salz, Pfeffer und Majoran würzen. Die Brühe zugießen und zugedeckt auf schwacher Hitze dämpfen. Mit gehackter Petersilie bestreuen.

Reis mit Hühnerleber und Apfel

1/2 Teel. Öl, 125 Gramm Hühnerleber, 1 Apfel, Salz, Pfeffer, 3 Eßl. gekochter Reis, 1 Teel. Butter oder Margarine

Eine beschichtete Pfanne mit Öl auspinseln. Die Hühnerleber in Stücke schneiden und darin anbraten. Den Apfel schälen, in Achtel teilen und am Pfannenrand mitbraten. Mit Salz und Pfeffer würzen. Den Reis unterheben und Butterflöckchen darauf verteilen. Noch drei Minuten weiterschmoren.

Tomatensuppe mit Spaghetti

Die Zwiebel würfeln und in dem Öl glasig dünsten. Die Tomaten mit kochendem Wasser überbrühen, abziehen, kleinschneiden und zugeben. Mit Salz, Pfeffer und Tomatenmark würzen. Brühe zugießen und zehn Minuten kochen lassen. Im Mixer pürieren oder durch ein Sieb streichen. Die Suppe in den Topf zurückfüllen. Zum Kochen bringen und die Spaghetti darin bißfest kochen. Schinken in Würfel schneiden, die Petersilie hacken. Mit Schinken, Petersilie und Käse bestreuen.

1 Zwiebel, 1 Teel. Öl, 4 Tomaten, Salz, Pfeffer, 4 Teel. Tomatenmark, 2 Tassen Brühe (Instant), 30 Gramm Spaghetti, 2 Scheiben gekochter Schinken (40 g), Petersilie, 2 Eßl. geriebener Käse (20 g, 45 % Fett)

Kartoffelsuppe mit Würstchen

Die Kartoffeln schälen und würfeln, den Porree putzen und in Ringe schneiden. In der Brühe weich kochen. Alles in einen Mixer geben und pürieren. Die Suppe zurück in den Topf gießen und erhitzen. Mit Selleriesalz, Pfeffer und Sahne abschmecken. Das Würstchen in Scheiben schneiden und in der Suppe erwärmen. Mit gehackter Petersilie und einem Klecks Senf auf dem Tellerrand anrichten.

3 mittelgroße Kartoffeln, 1 Stange Porree (150 g), 2 Tassen Brühe (Instant), Selleriesalz, Pfeffer, 1 Eßl. Kaffeesahne, 1 Würstchen (50 g), Petersilie, Senf

Tomatensuppe mit Fleischklößchen

Die Zwiebel würfeln und in dem Öl glasig dünsten. Die Tomaten etwas zerkleinern und zugeben. Mit Instant-Brühe, Tomatenmark, Oregano und Basilikum würzen und zehn Minuten kochen. Das Kalbsbrät zu kleinen Klößchen formen und in der heißen Suppe fünf Minuten ziehen lassen. Den Reis unterheben und die Suppe mit Rosenpaprika abschmecken. Mit einem Klecks Crème fraîche und gehackter Petersilie anrichten.

1 Zwiebel, 1 Teel. Öl, 1 Dose geschälte Tomaten (230 g), 1 Teel. Instant-Brühe, 2 Teel. Tomatenmark, Oregano, Basilikum, 75 Gramm Kalbsbrät, 2 Eßl. gekochter Reis, Rosenpaprika, 2 Teel. Crème fraîche, Petersilie

Spargelcremesuppe mit Hühnerfleisch

1 Dose Spargelabschnitte (280 g), 1 Teel. Instant-Hühnerbrühe, 2 Eigelb, 1 Eßl. Kaffeesahne, Pfeffer, Zitronensaft, 1 gebratene Hühnerkeule (oder 100 Gramm gebratenes Kalbfleisch), Petersilie

Vier Eßlöffel Spargelabschnitte zurückbehalten und den restlichen Spargel mit Spargelwasser im Mixer pürieren. In einen Topf geben und zusammen mit der Hühnerbrühe langsam erhitzen. Eigelb mit Sahne verquirlen, in die Suppe rühren und kurz aufkochen. Mit Pfeffer und Zitronensaft abschmecken. Die zurückbehaltenen Spargelabschnitte zugeben. Das Hühnerfleisch vom Knochen lösen (Knochen und Haut wegwerfen), in mundgerechte Stücke schneiden und in die Suppe geben. Nur erwärmen, nicht mehr kochen lassen. Mit gehackter Petersilie bestreuen.

Erbsensuppe mit Würstchen

1 Dose Erbsen (300 g), 1 Teel. Instant-Brühe, Selleriesalz, Pfeffer, Bohnenkraut, 1 Teel. Butter oder Margarine, 1 Zwiebel, 1 Würstchen (50 g)

Die Hälfte der Erbsen pürieren und in einen Topf geben. Die andere Hälfte zusammen mit dem Gemüsewasser zugeben. Alles langsam erhitzen. Mit Instant-Brühe, Selleriesalz, Pfeffer und Bohnenkraut abschmecken. Butter oder Margarine in einer beschichteten Pfanne erhitzen. Die Zwiebel in Ringe schneiden und darin goldgelb braten. Das Würstchen in Scheiben schneiden und mitbraten. Würstchen und Zwiebelringe auf der Suppe anrichten.

Blumenkohlsuppe mit Schinkenstreifen

1 kleiner Blumenkohl (oder 200 Gramm TK-Blumenkohl), 2 Tassen Brühe (Instant), 2 Eigelb, 3 Eßl. Kaffeesahne, Salz, Pfeffer, Zitronensaft, 3 Scheiben gekochter Schinken (60 g), Petersilie

Den Blumenkohl in der Brühe bißfest kochen. Eine Hälfte herausnehmen und in Röschen zerteilen. Die andere Hälfte weiterkochen, bis sie weich ist, in einem Mixer pürieren und in den Topf zurückfüllen. Eigelb mit Sahne verquirlen, in die Suppe rühren und kurz aufkochen. Mit Salz, Pfeffer und Zitronensaft abschmecken. Die Röschen zufügen und auf schwacher Hitze erwärmen. Die Suppe darf nicht mehr kochen. Den Schinken in Streifen schneiden, in einer beschichteten Pfanne rösten und über die Suppe geben. Mit gehackter Petersilie bestreuen.

Nudelsuppe mit Rindfleisch

Das Fleisch in Würfel schneiden und in dem Öl scharf anbraten. Die Brühe zugießen und 45 Minuten auf schwacher Hitze kochen. Die Nudeln und das Suppengrün zugeben und acht Minuten weiterkochen. Mit Salz und Pfeffer abschmecken. Gehackte Petersilie darüberstreuen.

150 Gramm mageres Rindfleisch, 1 Teel. Öl, 2 Tassen Brühe (Instant), 30 Gramm rohe Nudeln, 1 Päckchen TK-Suppengrün (50 g), Salz, Pfeffer, Petersilie

Rindfleisch mit Kartoffeln und Porree

(Foto S. 122/123)

Das Rindfleisch in Würfel schneiden und in dem Öl in einem kleinen Topf von allen Seiten scharf anbraten. Brühe, Suppengrün, Pfeffer und Lorbeerblatt zugeben, aufkochen und dann 45 Minuten auf schwacher Hitze sieden lassen. Das Fleisch aus der Brühe nehmen. Brühe durchsieben und wieder in den Topf füllen. Kartoffeln schälen und in Würfel, den Porree putzen und in Ringe schneiden. Beides in die Brühe geben und fünf Minuten kochen lassen. Fleisch und Sahne zugeben und mit gehacktem Dill bestreuen.

125 Gramm mageres Rindfleisch, 1 Teel. Öl, 2 Tassen Brühe (Instant), 1 Eßl. getrocknetes Suppengrün, Pfeffer, 1 Lorbeerblatt, 2 mittelgroße Kartoffeln, 1 Stange Porree (150 g), 2 Teel. Kaffeesahne, Dill

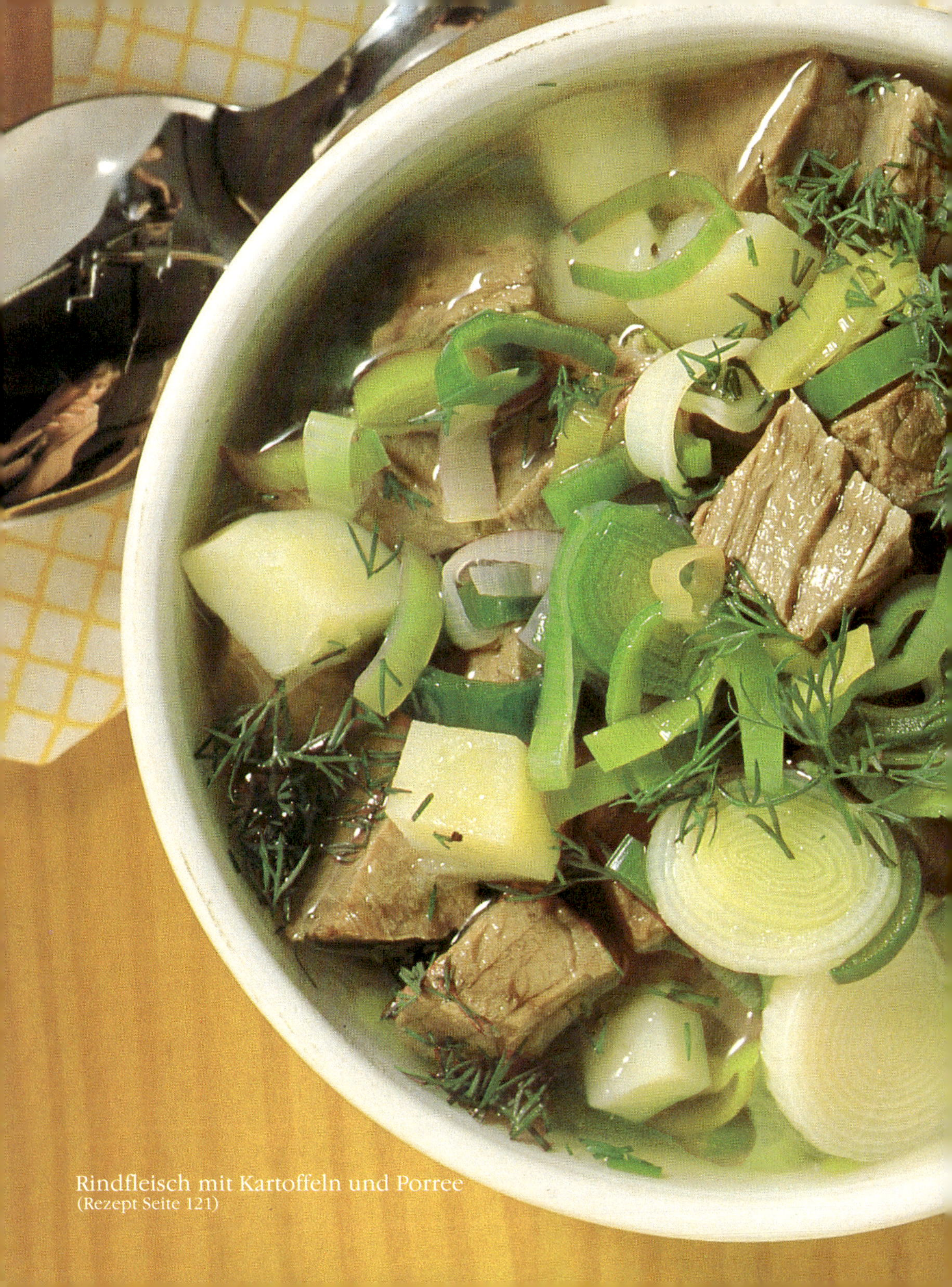

Rindfleisch mit Kartoffeln und Porree
(Rezept Seite 121)

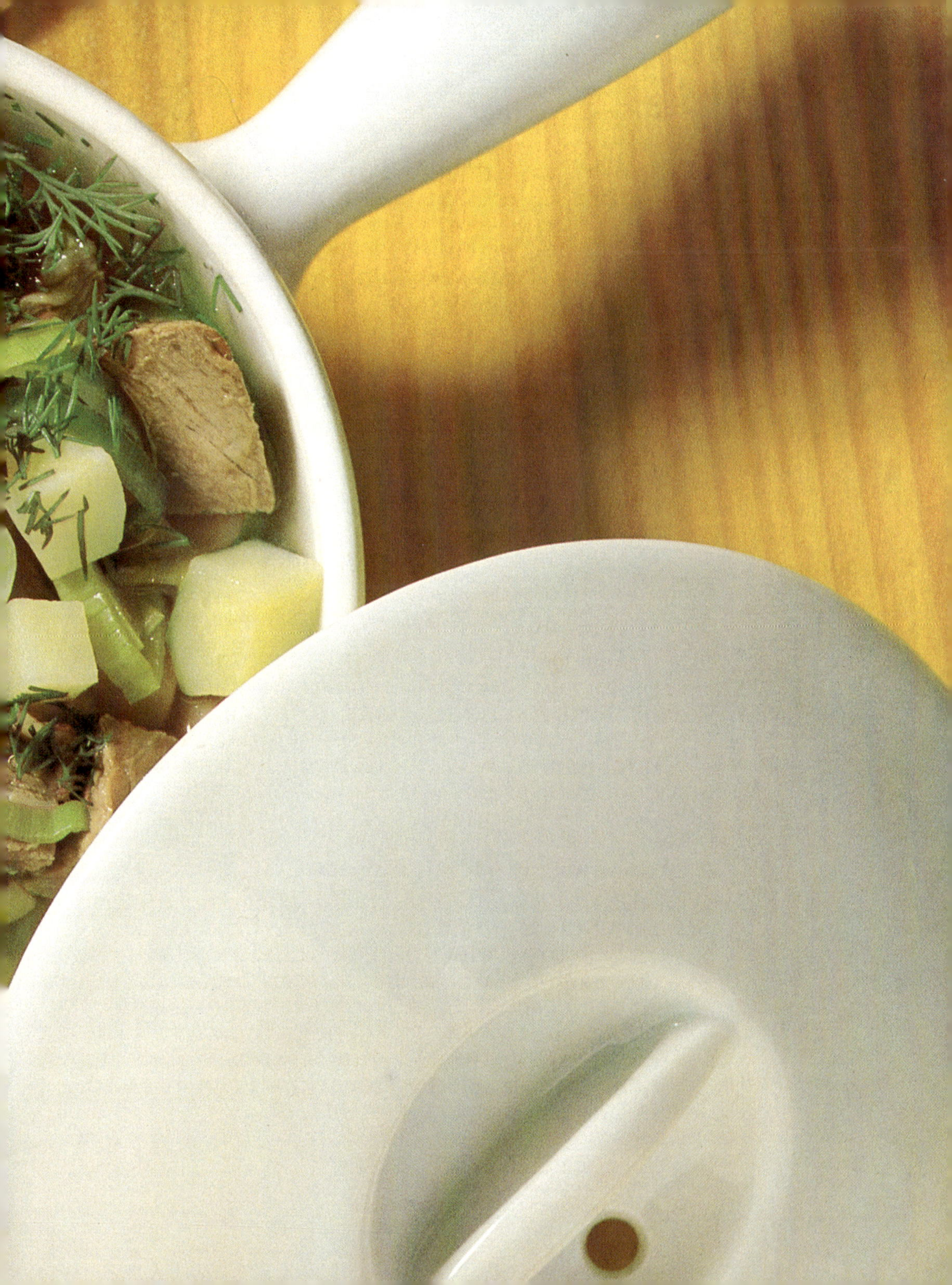

Bohneneintopf

100 Gramm Beefsteakhack (Tatar), 1 Teel. Öl, 2 Tassen Brühe (Instant), 2 mittelgroße Kartoffeln, 200 Gramm grüne Bohnen oder 200 Gramm TK-Bohnen, Pfeffer, Bohnenkraut, Petersilie

Das Beefsteakhack in dem Öl scharf anbraten. Die Brühe zugießen. Kartoffeln schälen und in Würfel, Bohnen putzen und in drei Zentimeter lange Stücke schneiden. Beides zugeben und mit Pfeffer und Bohnenkraut würzen. 20 Minuten auf schwacher Hitze sieden lassen. Mit gehackter Petersilie anrichten.

Rindfleisch mit Möhren

150 Gramm mageres Rindfleisch, 1 Teel. Butter oder Margarine, 1 knappe Tasse Brühe (Instant), 2 Möhren (200 g), 1 mittelgroße Kartoffel, Selleriesalz, Pfeffer, Süßstoff, Petersilie

Das Rindfleisch in Würfel schneiden und in Butter oder Margarine scharf anbraten. Die Brühe zugießen. Möhren putzen, Kartoffel schälen. Beides in Würfel schneiden und zugeben. 15 Minuten zugedeckt auf schwacher Hitze kochen. Mit Selleriesalz, Pfeffer und Süßstoff abschmecken. Mit gehackter Petersilie bestreuen.

Wirsingkohl mit Rindfleisch

150 Gramm mageres Rindfleisch, 1 Teel. Butter oder Margarine, 1 Zwiebel, 1 Tasse Brühe (Instant), 300 Gramm Wirsingkohl, 1 mittelgroße Kartoffel, Kümmel, Salz, Pfeffer

Das Fleisch in Würfel schneiden und in der Butter oder Margarine scharf anbraten. Die Zwiebel hacken und zugeben. Brühe zugießen. Den Wirsingkohl in Streifen schneiden, die Kartoffel schälen und würfeln. Kohl und Kartoffeln zugeben. Mit Kümmel, Salz und Pfeffer würzen. Zugedeckt 15 Minuten auf schwacher Hitze garen.

Hammelfleisch mit Bohnen

1 Tasse Brühe (Instant), 1 Lorbeerblatt, 1 Zwiebel, Bohnenkraut, 125 Gramm mageres Hammelfleisch, 150 Gramm TK-Bohnen, 1 mittelgroße Kartoffel, Salz, Pfeffer, Petersilie, 1/2 Teel. Butter

Die Brühe mit Lorbeerblatt, gehackter Zwiebel und Bohnenkraut zum Kochen bringen. Das Fleisch in Würfel schneiden und zugeben. Nach etwa zehn Minuten die Bohnen zugeben. Die Kartoffel schälen, in Würfel schneiden und ebenfalls zufügen. Mit Deckel bei schwacher Hitze 15 Minuten garen. Eventuell etwas Wasser zugießen. Mit Salz, Pfeffer, gehackter Petersilie und Butter abschmecken.

Vollkornbrot mit Schinken

Die Brote mit Salatcreme bestreichen und gehackten Dill darüberstreuen. Die Gurke schälen, in dünne Scheiben schneiden, mit Salz und Pfeffer würzen. Die Gurkenscheiben auf den Broten verteilen. Mit Schinken belegen. Die Brote zusammenklappen und durchschneiden.

2 Scheiben Vollkornbrot, 2 Teel. Salatcreme, Dill, 50 Gramm Gurke, Salz, Pfeffer, 2 Scheiben gekochter Schinken (40 g)

Vollkornbrot mit Corned beef

Die Brote dünn mit Senf bestreichen und mit Salatblättern belegen. Corned beef auf den Broten verteilen. Die Gewürzgurke in feine Würfel schneiden, mit Quark und Senf verrühren, mit Salz und Pfeffer würzen und auf das Corned beef streichen. Die Brote zusammenklappen und in der Mitte durchschneiden.

2 Scheiben Vollkornbrot, 2 Teel. Senf, einige Salatblätter, 4 Scheiben Corned beef (80 g), 1 Gewürzgurke, 1 Eßl. Magerquark, Salz, Pfeffer

Vollkornbrot mit Wurstsalat

Die Gurke hacken. Das Würstchen in Stifte schneiden. Mit Crème fraîche, Senf, Salz, Pfeffer, Zitronensaft, Süßstoff und gehackter Petersilie mischen. Die Brote dünn mit Salatcreme bestreichen, Salatblätter darauf verteilen. Den Fleischsalat auf die Brote streichen. Zusammenklappen und in der Mitte durchschneiden.

1 Gewürzgurke, 1 Würstchen, (50 g), 1 Teel. Crème fraîche, 1 Teel. Senf, Salz, Pfeffer, Zitronensaft, Süßstoff, Petersilie, 2 Scheiben Vollkornbrot, 1 Teel. Salatcreme, einige Salatblätter

Vollkornbrot mit Leberwurst und Pilzen

Die Champignons und den Schnittlauch hacken. Leberwurst mit den Pilzen und dem Schnittlauch verkneten. Die Brote mit der Pilzpaste bestreichen, zusammenklappen und in der Mitte durchschneiden.

50 Gramm Champignons, Schnittlauch, 4 Teel. magere Leberwurst (40 g), 2 Scheiben Vollkornbrot

Vollkornbrot mit Roastbeef (Foto S. 126/127)

Die Brote dünn mit Salatcreme bestreichen. Salatblätter auf beiden Scheiben verteilen. Je eine Scheibe Roastbeef darauflegen. Die Gewürzgurke in kleine Würfel schneiden, mit zwei Teelöffel Salatcreme vermischen, mit Salz und Pfeffer würzen und auf das Roastbeef streichen. Die Brote zusammenklappen und durchschneiden.

2 Scheiben Vollkornbrot, 3 Teel. Salatcreme, einige Salatblätter, 2 Scheiben Roastbeef (40 g), 1 Gewürzgurke, Salz, Pfeffer

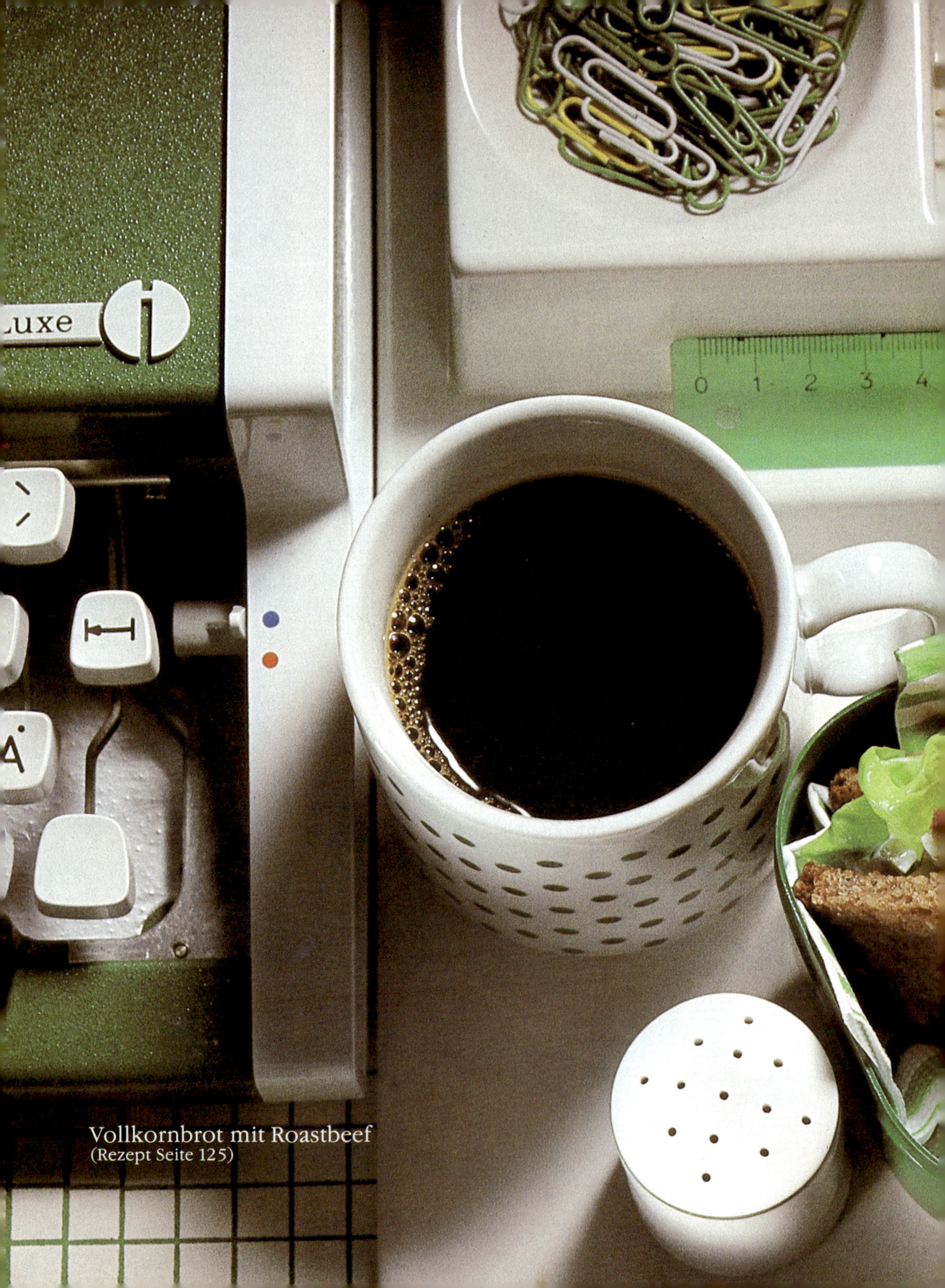

Vollkornbrot mit Roastbeef
(Rezept Seite 125)

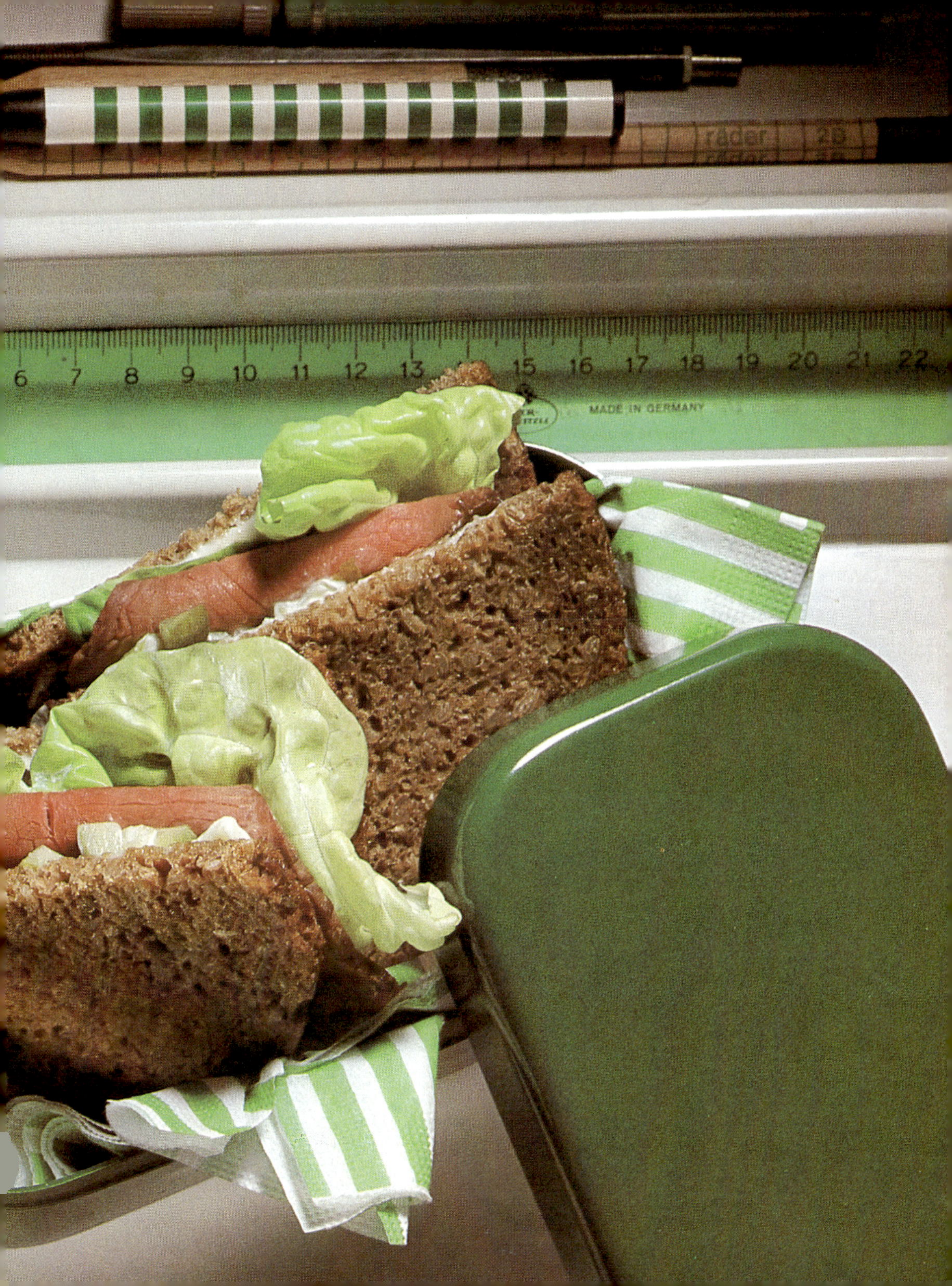
räder
2B
6 7 8 9 10 11 12 13 15 16 17 18 19 20 21 22
MADE IN GERMANY

Weißbrot mit Schinken und Ananascreme

2 Scheiben gek. Schinken (40 g), 1 Scheibe Ananas (Dose), 2 Eßl. ger. Käse (20 g, 45 % Fett), Curry, 2 Scheiben Weißbrot, 2 Teel. Salatcreme, einige Chicoréeblätter

Schinken und Ananas grob hacken. Mit Käse und Curry vermischen. Die Brote mit Salatcreme bestreichen, Chicoréeblätter darauflegen. Ananascreme darauf verteilen. Die Brotscheiben zusammenklappen und diagonal durchschneiden.

Vollkornbrot mit Lachsschinken

3 Teel. Salatcreme, 1 Teel. Meerrettich, Salz, Pfeffer, Zitronensaft, 2 Scheiben Vollkornbrot, 50 Gramm Gurke, 3 Scheiben Lachsschinken (60 g)

Salatcreme mit Meerrettich, Salz, Pfeffer und Zitronensaft verrühren. Die Brote dünn damit bestreichen. Die Gurke schälen, in dünne Scheiben schneiden und auf den Broten verteilen. Lachsschinken darauflegen, mit der restlichen Meerrettichcreme bestreichen. Zusammenklappen und in der Mitte durchschneiden.

Vollkornbrot mit Beefsteakhack

100 Gramm Beefsteakhack, 1 Teel. Kapern, Salz, Pfeffer, 3 Teel. Tomatenmark, 2 Scheiben Vollkornbrot, einige Salatblätter

Das Beefsteakhack mit gehackten Kapern, Salz, Pfeffer und Tomatenmark vermischen. Die Brote dünn mit Tomatenmark bestreichen, mit Salatblättern belegen. Das Hack auf die Brote streichen. Zusammenklappen und in der Mitte durchschneiden.

Hähnchen mit Weißbrot

2 Scheiben Weißbrot, 1 Teel. Salatcreme, einige Salatblätter, 1/2 kleines, gebratenes Hähnchen (fertig kaufen)

Das Weißbrot mit Salatcreme bestreichen, mit Salatblättern belegen, zusammenklappen und in der Mitte durchschneiden. Die Haut vom gegrillten Hähnchen ziehen. Nur das Fleisch essen.

Vollkornbrot mit Frikadelle

100 Gramm Beefsteakhack (Tatar), 1 Teel. Weizenkleie, 1 Teel. Wasser, Senf, Salz, Pfeffer, 1 Zwiebel, Petersilie, 1/2 Teel. Butter oder Margarine, 2 Scheiben Vollkornbrot, 1 Teel. Salatcreme, einige Salatblätter

Das Beefsteakhack mit Weizenkleie, kaltem Wasser, Senf, Salz, Pfeffer, gehackter Zwiebel und Petersilie verkneten und zu einer Frikadelle formen. In Butter oder Margarine braun braten und abkühlen lassen. Die Brote dünn mit Salatcreme bestreichen und mit Salatblättern belegen. Die Frikadelle in Scheiben schneiden und auf den Broten verteilen. Die Brote zusammenklappen und in der Mitte durchschneiden.

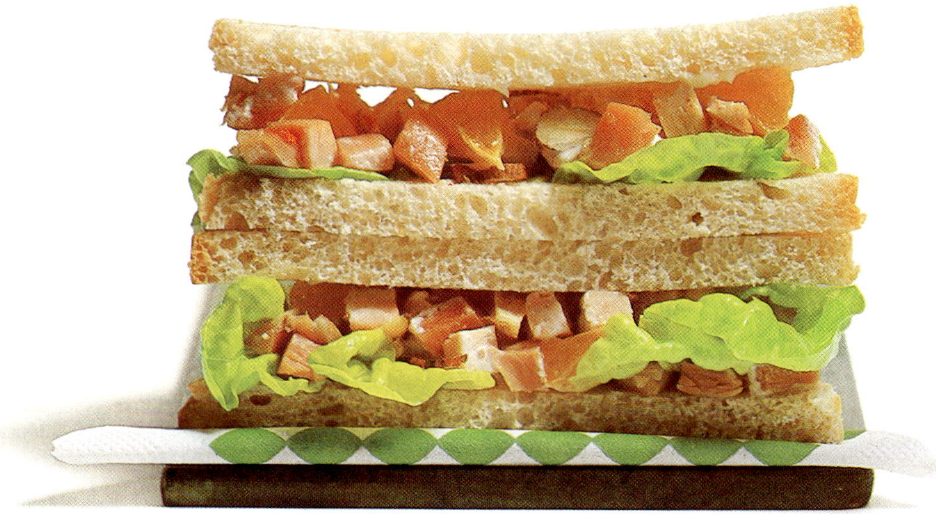

Weißbrot mit Hühnersalat

Das Hühnerfleisch vom Knochen lösen und in kleine Stücke schneiden. Die Mandarine würfeln und mit dem Hühnerfleisch mischen. Zwei Teelöffel Salatcreme mit Salz, Pfeffer, Zitronensaft und Süßstoff verrühren. Das Hühnerfleisch, die Mandarine und die Haselnüsse unterheben. Das Weißbrot dünn mit Salatcreme bestreichen und mit Salatblättern belegen. Den Hühnersalat darauf verteilen. Die Brote zusammenklappen und diagonal durchschneiden.

1 gebratene Hühnerkeule, 1/2 Mandarine, 3 Teel. Salatcreme, Salz, Pfeffer, Zitronensaft, Süßstoff, 1 Teel. gehackte Haselnüsse, 2 Scheiben Weißbrot, einige Salatblätter

Weißbrot mit Leber und Bananencreme

Die Banane schälen und mit einer Gabel zerdrücken. Mit Zitronensaft und Curry würzen. Die Leber in Würfel schneiden und unterheben. Brote mit Salatcreme bestreichen und Chicoréeblätter darauf verteilen. Mit der Bananencreme bestreichen. Jede Scheibe diagonal durchschneiden und zusammenklappen.

1 Banane, Zitronensaft, Curry, 100 Gramm gebratene Leber, 3 Scheiben Weißbrot, 1 1/2 Teel. Salatcreme, einige Chicoréeblätter oder Salatblätter

Vollkornbrot mit Leberwurst

2 Scheiben Vollkornbrot, 4 Teel. magere Leberwurst (40 g), 50 Gramm Gurke, Dill, Salz, Pfeffer

Die Brote mit Leberwurst bestreichen. Die Gurke schälen und in feine Würfel schneiden, den Dill hacken. Gurke und Dill mischen, mit Salz und Pfeffer würzen und auf den Broten verteilen. Zusammenklappen und in der Mitte durchschneiden.

Weißbrot mit gebratener Leber und Apfel

1 Teel. Butter oder Margarine, 1 Zwiebel, 1/2 Apfel, 100 Gramm Leber, Salz, Pfeffer, Majoran, 3 Scheiben Weißbrot, einige Chicoréeblätter oder Salatblätter

Butter oder Margarine in einer beschichteten Pfanne erhitzen. Die Zwiebel in Ringe schneiden und darin glasig dünsten. Den Apfel schälen, in Würfel schneiden und am Rand mitbraten. Die Leber auf jeder Seite zwei Minuten braten. Mit Salz, Pfeffer und Majoran würzen. Zwiebelringe, Apfel und Leber herausnehmen und abkühlen lassen. Noch einfacher ist es, wenn Sie bei einem Lebergericht diese Mengen gleich mitzubereiten. Die Brote mit Chicoréeblättern belegen. Die Leber in dünne Scheiben schneiden und darauf verteilen. Apfelwürfel und Zwiebelringe darauflegen. Jede Scheibe diagonal durchschneiden und zusammenklappen.

Hering in Gelee mit Pumpernickel

1 Scheibe Pumpernickel, 1 Teel. Salatcreme, 1 kleine Gewürzgurke, 1 Portion Hering in Gelee (150 g, Fertigprodukt)

Den Pumpernickel mit Salatcreme bestreichen. Die Gewürzgurke hacken und darüberstreuen. In der Mitte durchschneiden und das Brot zusammenklappen. Dazu eine Portion Hering in Gelee.

Vollkornbrot mit Krabben

50 Gramm Krabben, 3 Teel. Salatcreme, 1 Teel. Tomatenketchup, Salz, Pfeffer, Zitronensaft, Dill, 2 Scheiben Vollkornbrot, einige Salatblätter

Krabben mit einem Teelöffel Salatcreme, Tomatenketchup, Salz, Pfeffer, Zitronensaft und gehacktem Dill mischen. Die Brote mit Salatcreme bestreichen. Salatblätter darauflegen. Die Krabben darüber verteilen. Die Brote zusammenklappen und in der Mitte durchschneiden.

Vollkornbrot mit geräucherter Flunder

Den Quark mit Salatcreme und Meerrettich verrühren. Mit Salz, Pfeffer und Zitronensaft würzen. Die Brote dünn damit bestreichen. Salatblätter darauflegen. Den Fisch zerpflücken, mit der restlichen Meerrettichcreme vermischen und auf den Broten verteilen. Die Brote zusammenklappen und in der Mitte durchschneiden.

1 Eßl. Magerquark, 1 Teel. Salatcreme, 1 Teel. Meerrettich, Salz, Pfeffer, Zitronensaft, 2 Scheiben Vollkornbrot, einige Salatblätter, 100 Gramm geräucherte Flunder

Weißbrot mit Häckerle

Das Ei hart kochen und pellen. Matjeshering, Ei, Gewürzgurke und Schnittlauch fein hacken, Tomatenmark zugeben und alles gut mischen. Mit Pfeffer würzen. Die Brote mit Salatcreme bestreichen und mit Salatblättern belegen. Das Häckerle darauf verteilen. Die Brote zusammenklappen und diagonal durchschneiden.

1 Ei, 1 kleines Matjesfilet (50 g), 1 Gewürzgurke, Schnittlauch, 2 Teel. Tomatenmark, 2 Scheiben Weißbrot, 1 Teel. Salatcreme, einige Salatblätter

Weißbrot mit Thunfischsalat

Den Sellerie in feine Würfel schneiden, das Selleriekraut hacken. Thunfisch gut abtropfen lassen und zugeben. Mit Crème fraîche vermischen. Das Weißbrot mit Salatblättern belegen. Den Thunfischsalat darauf verteilen. Jede Scheibe diagonal durchschneiden und zusammenklappen.

2 Stangen Sellerie oder 50 Gramm Gurke und Selleriesalz, 50 Gramm Thunfisch in Öl (Dose), 3 Teel. Crème fraîche, 3 Scheiben Weißbrot, einige Salatblätter

Hartgekochte Eier und Schnittlauchbrot (Foto S. 19)

Eier hart kochen. Das Brot mit Salatcreme bestreichen, dick mit Schnittlauchröllchen bestreuen und mit Salz würzen. In der Mitte durchschneiden und zusammenklappen. Dazu die Tomaten mit Salz und Pfeffer.

2 Eier, 1 Scheibe Vollkornbrot, 2 Teel. Salatcreme, Schnittlauch, Salz, 2 Tomaten, Pfeffer

Weißbrot mit Rührei

2 Eier, Salz, Pfeffer, 1/2 Teel. Butter oder Margarine, 3 Scheiben Weißbrot, einige Salatblätter, 3 Teel. Tomatenketchup, Schnittlauch

Die Eier mit Salz und Pfeffer verquirlen. In der Butter oder Margarine in einer beschichteten Pfanne als Rührei braten und abkühlen lassen. Das Brot mit Salatblättern belegen und mit Tomatenketchup bestreichen. Schnittlauchröllchen darüberstreuen. Das Rührei auf den Broten verteilen. Jede Scheibe diagonal durchschneiden und zusammenklappen.

Weißbrot, Pumpernickel und Camembert

2 Scheiben Weißbrot, 1 Scheibe Pumpernickel, einige Salatblätter, 60 Gramm Camembert (45 % Fett), 1 Teel. Preiselbeeren, Petersilie, 1 Teel. Tomatenmark, Schnittlauch

Alle Brotscheiben mit Salatblättern belegen und den Camembert darauf verteilen. Die Weißbrotscheiben mit Preiselbeeren bestreichen und mit gehackter Petersilie bestreuen. Den Camembert auf dem Pumpernickel mit Tomatenmark und Schnittlauchröllchen würzen. Die Brotscheiben diagonal durchschneiden und die zusammengehörigen Hälften zusammenklappen. Wenn Sie es lieber süß mögen, können Sie alle drei Scheiben mit Preiselbeeren anrichten. Wenn Sie Salziges bevorzugen, bereiten Sie alle drei mit Tomatenmark und Schnittlauch zu.

Kräuterquark mit Schwarz-Weiß-Brot

1 Scheibe Weißbrot, 1 Teel. Salatcreme, einige Salatblätter, 1 Scheibe Pumpernickel, 1 Paket Kräuterquark (200 g, 20 % Fett, Fertigprodukt)

Das Weißbrot mit Salatcreme bestreichen, dann Salatblätter und darauf Pumpernickel legen. Diagonal durchschneiden. Dazu gibt es den Kräuterquark.

Vollkornbrot mit Harzer Käse

1/2 Teel. Öl, 1/2 Teel. Essig, Salz, Pfeffer, Schnittlauch, 2 Scheiben Vollkornbrot, 2 Teel. Salatcreme, einige Salatblätter, 50 Gramm Harzer Käse

Aus Öl, Essig, Salz, Pfeffer und gehacktem Schnittlauch eine dicke Paste bereiten. Die Brote mit Salatcreme bestreichen und mit Salatblättern belegen. Den Harzer Käse in Scheiben schneiden und auf den Broten verteilen. Mit der Schnittlauchpaste bestreichen. Die Brote zusammenklappen und durchschneiden.

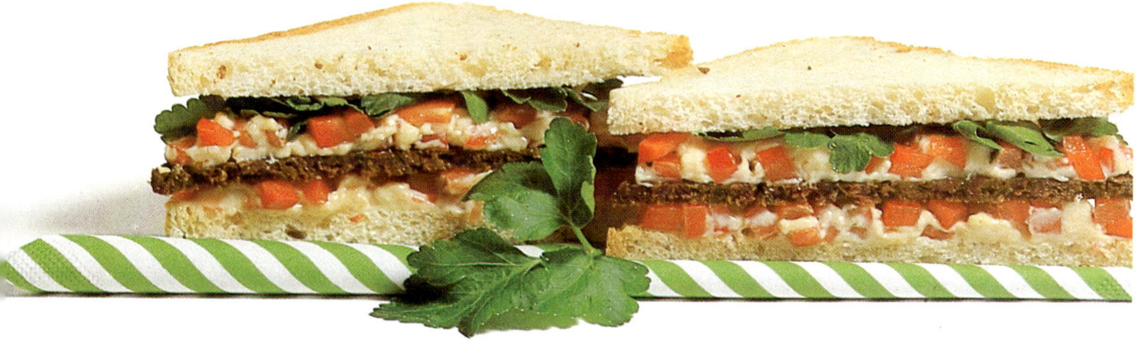

Weißbrot, Pumpernickel und Schmelzkäse

Den Schmelzkäse mit Crème fraîche verkneten. Die Paprikaschote putzen, würfeln und unter den Käse heben. Mit Cayennepfeffer würzen. Eine Scheibe Weißbrot mit der Hälfte der Käsemasse bestreichen. Die Scheibe Pumpernickel darauflegen. Mit der zweiten Hälfte der Käsemasse bestreichen. Mit Petersilienzweigen belegen und die zweite Weißbrotscheibe obendrauflegen. Diagonal durchschneiden.

1 Ecke Schmelzkäse (60 g, 20 % Fett), 1 Teel. Crème fraîche, 1/2 Paprikaschote, Cayennepfeffer, 2 Scheiben Weißbrot, 1 Scheibe Pumpernickel, Petersilie

Weißbrot, Pumpernickel mit Käse und Schinken

Das Weißbrot mit einem Teelöffel Salatcreme bestreichen. Salatblätter und Schinken darauflegen. Wieder mit Salatcreme bestreichen, mit Schnittlauchröllchen bestreuen und den Käse darauflegen. Dann kommt wieder eine Schicht Salatblätter. Pumpernickel mit Salatcreme bestreichen und mit der bestrichenen Seite auf die Salatblätter legen. Diagonal durchschneiden.

1 Scheibe Weißbrot, 3 Teel. Salatcreme, einige Salatblätter, 2 Scheiben gekochter Schinken (40 g), Schnittlauch, 1 Scheibe Käse (20 g, 45 % Fett), 1 Scheibe Pumpernickel

Weißbrot, Pumpernickel und Käse

Das Weißbrot mit einem Teelöffel Salatcreme bestreichen, mit Salatblättern und Käse belegen, Senf darüberstreichen. Dann wieder Salatblätter darauflegen. Den Pumpernickel mit Salatcreme bestreichen und die bestrichene Seite auf den Salat legen. Diagonal durchschneiden.

1 Scheibe Weißbrot, 2 Teel. Salatcreme, einige Salatblätter, 2 Scheiben Schnittkäse (40 g, 45 % Fett), Senf, 1 Scheibe Pumpernickel

3

Abendessen mit 200 Kalorien

Unter den Abendmahlzeiten finden Sie viele kalte und warme Gerichte. Auch wer gern etwas Süßes mag, kommt auf seine Kosten. Aber: Nach 20 Uhr sollten Sie nichts mehr essen! Auch diese Gerichte für den Abend sind für eine Person berechnet und enthalten 200 Kalorien.

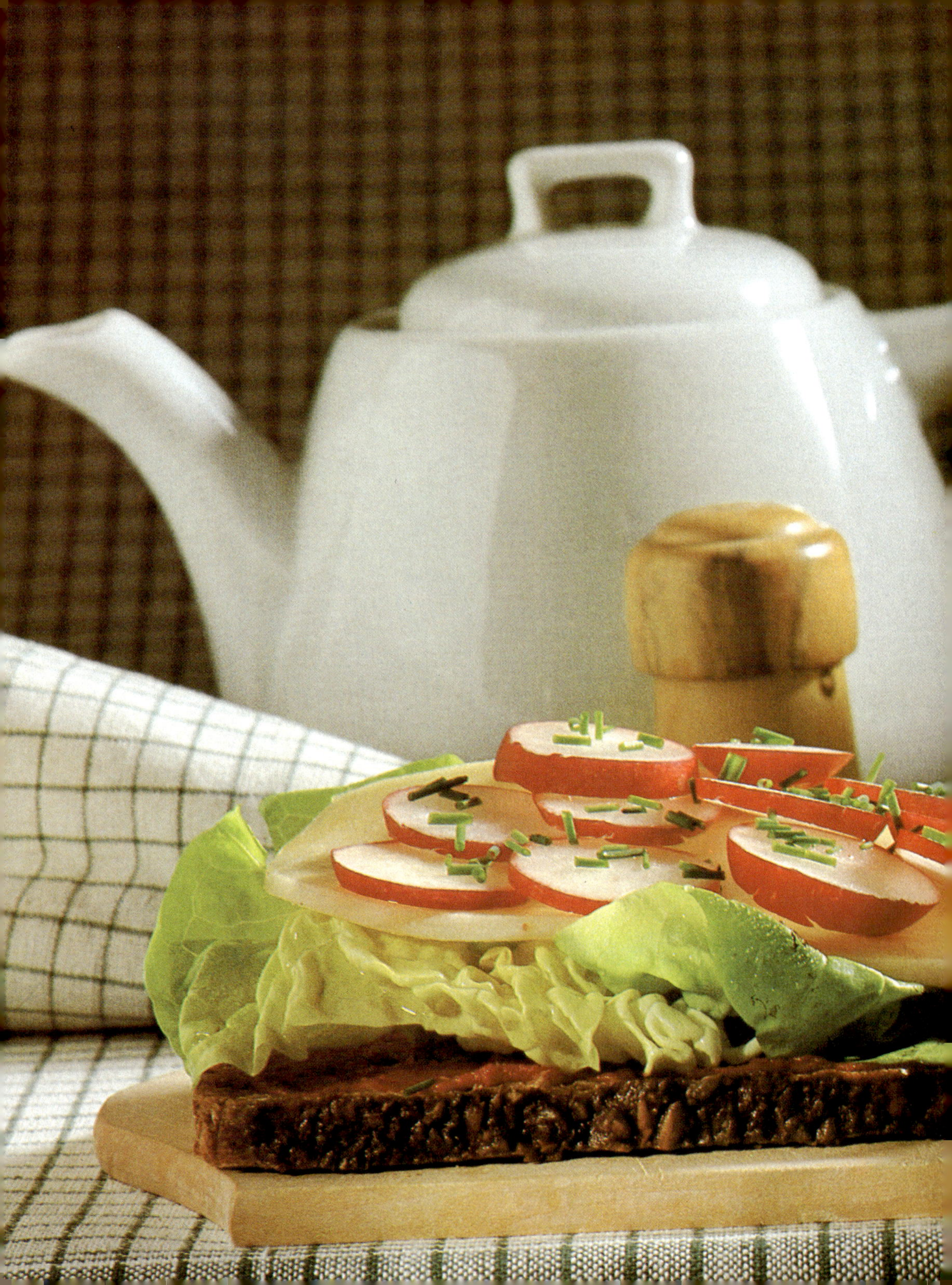

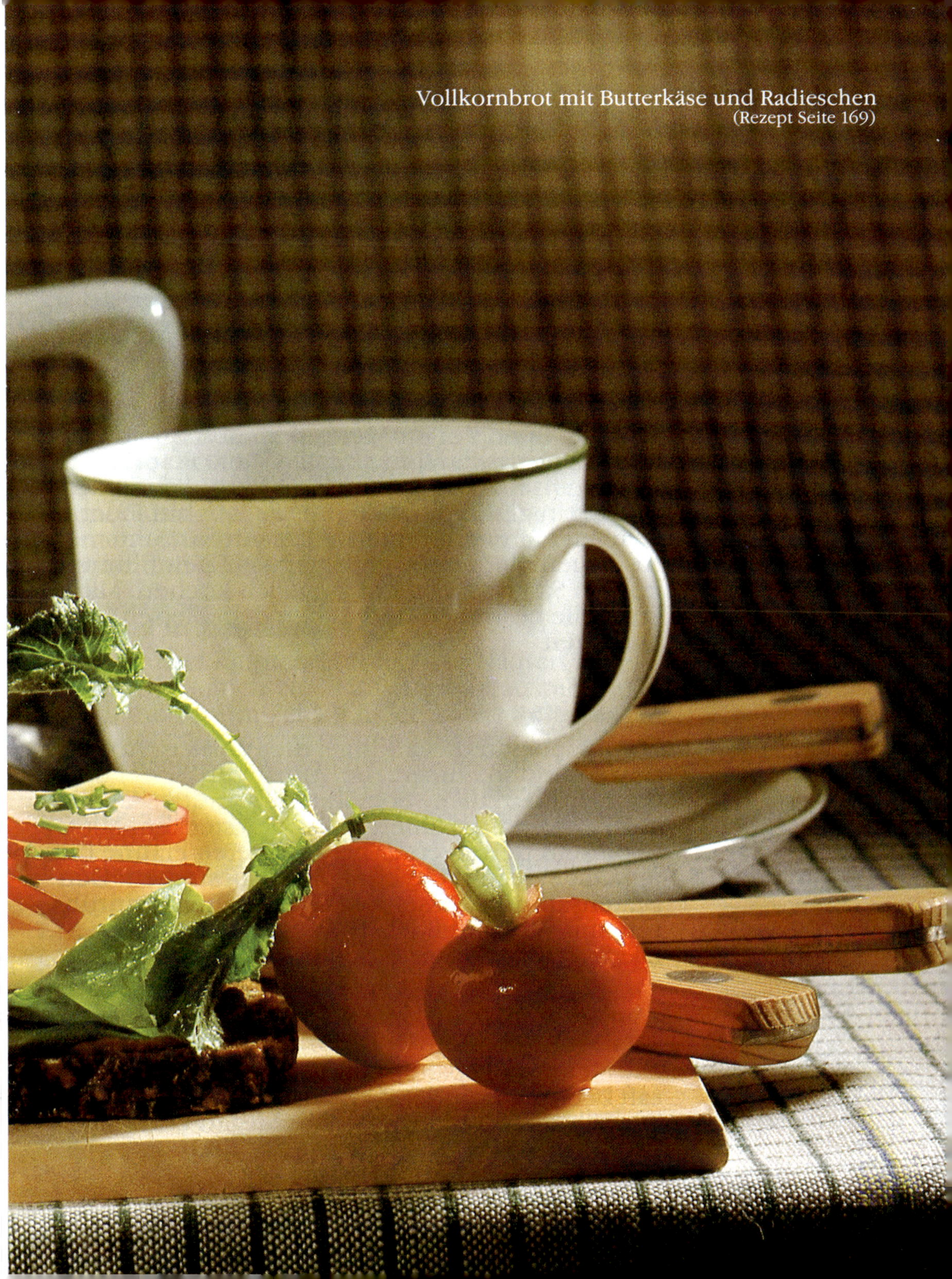

Vollkornbrot mit Butterkäse und Radieschen
(Rezept Seite 169)

Überbackene Toasts

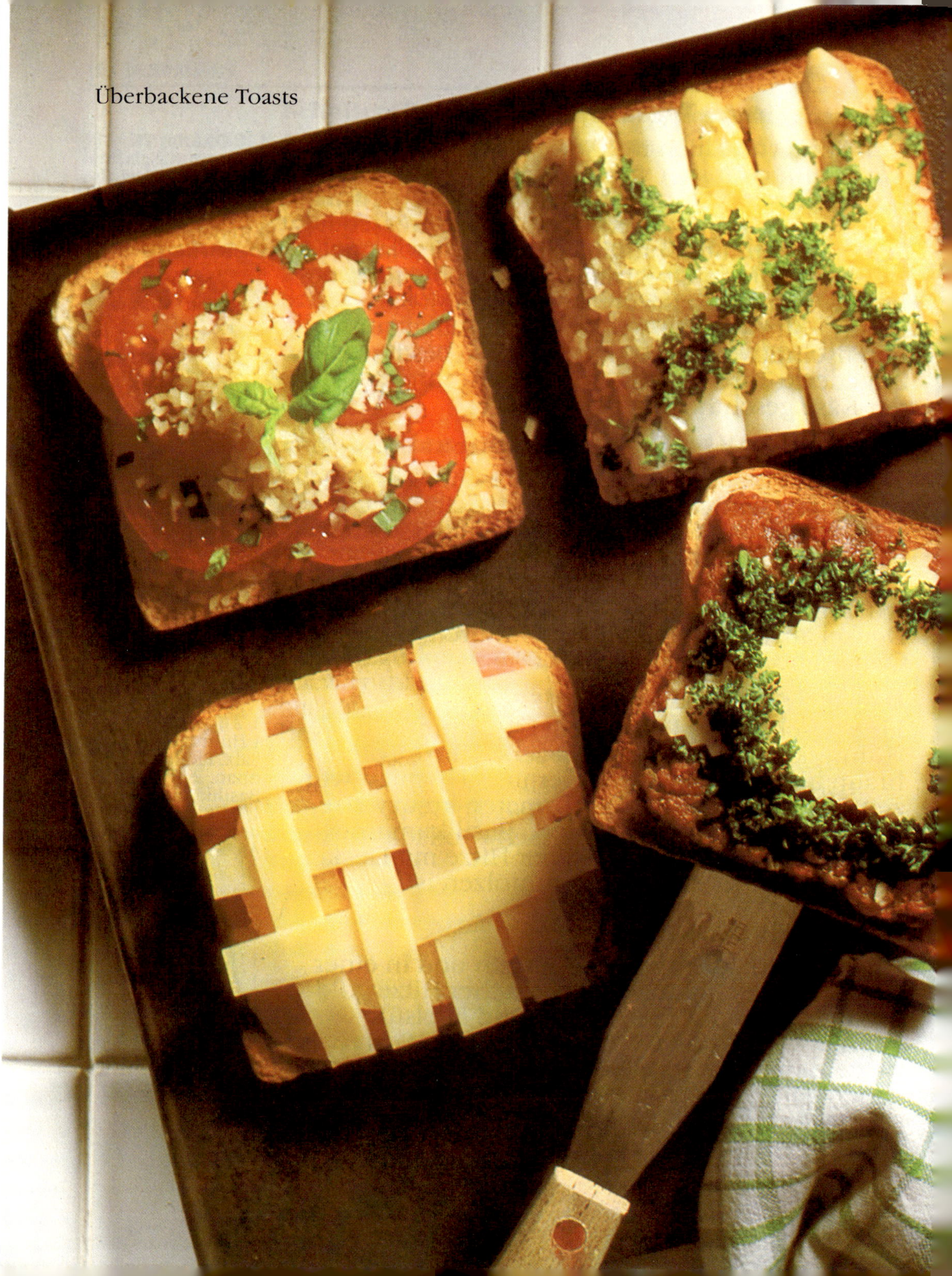

Toast mit Tatar (Foto)

Das Weißbrot toasten. Beefsteakhack mit gehackten Kapern, gewürfelter Zwiebel, Salz, Pfeffer und Tomatenmark verkneten und auf das Brot streichen. Die Käsescheibe diagonal durchschneiden und aufeinanderlegen, so daß ein Dreieck entsteht. Um das Dreieck Petersilie legen. Bei 200 Grad/Gas Stufe 3 überbacken.

1 Scheibe Weißbrot, 50 Gramm Beefsteakhack (Tatar), 1 Teel. Kapern, 1 kleine Zwiebel, Salz, Pfeffer, 1 Teel. Tomatenmark, 1 Scheibe Käse (20 g, 45 % Fett), Petersilie

Toast mit Spargel (Foto)

Das Weißbrot toasten. Mit einem Eßlöffel Käse bestreuen. Den Spargel auf die Länge des Brotes schneiden und nebeneinander auf das Brot legen. Mit gehackter Petersilie und dem restlichen Käse bestreuen. Bei 200 Grad/Gas Stufe 3 überbacken.

1 Scheibe Weißbrot, 3 Eßl. geriebener Käse (30 g, 45 % Fett), 3 Stangen Spargel (Dose), Petersilie

Toast Hawaii (Foto)

Das Weißbrot toasten. Mit einer Scheibe Schinken, Ananas und zum Schluß mit Käse belegen. Bei 200 Grad/Gas Stufe 3 überbacken.

1 Scheibe Weißbrot, 1 Scheibe gekochter Schinken (20 g), 1 Scheibe Ananas (Dose), 1 Scheibe Käse (20 g, 45 % Fett)

Toast mit Tomate und Basilikum (Foto)

Das Weißbrot toasten. Mit einem Eßlöffel Käse bestreuen. Die Tomate in dünne Scheiben schneiden und auf dem Toast verteilen. Mit Salz, Pfeffer und Basilikum würzen. Wieder mit Käse bestreuen und Butterflöckchen darauf verteilen. Bei 200 Grad/Gas Stufe 3 überbacken.

1 Scheibe Weißbrot, 2 Eßl. geriebener Käse (20 g, 45 % Fett), 1 Tomate, Salz, Pfeffer, Basilikum, 1 Teel. Butter oder Margarine

Toast mit Leberkäse

Das Weißbrot toasten. Mit dem Leberkäse belegen. Die Mixed Pickles in die Mitte häufen, den Käse darauflegen. Bei 200 Grad/Gas Stufe 3 überbacken.

1 Scheibe Weißbrot, 1 Scheibe Leberkäse (20 g), 1 Eßl. Mixed Pickles, 1 Scheibe Käse (20 g, 45 % Fett)

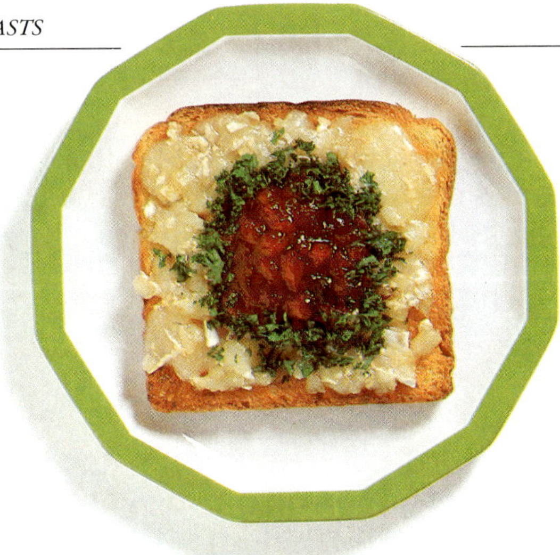

Toast mit Camembert und Preiselbeeren

1 Scheibe Weißbrot, 30 Gramm Camembert (45 % Fett), 1 Eßl. Preiselbeeren, Petersilie, 1 Teel. Butter oder Margarine

Weißbrot toasten. Den Camembert mit einer Gabel zerdrücken und auf das Brot streichen. Mit der Gabel in der Mitte eine Vertiefung drücken. Die Preiselbeeren hineinfüllen. Einen Petersilienkranz um die Preiselbeeren legen. Mit Butterflöckchen bestreuen und bei 200 Grad/Gas Stufe 3, überbacken.

Toast mit Camembert

1 Scheibe Weißbrot, 30 Gramm Camembert (45 % Fett), 1 Zwiebel, Cayennepfeffer, 1 Teel. Butter oder Margarine

Das Weißbrot toasten. Den Camembert in Scheiben schneiden und auf dem Toast verteilen. Die Zwiebel in Ringe schneiden und auf den Camembert legen. Mit Cayennepfeffer und Butterflöckchen bestreuen. Im Ofen bei 200 Grad/Gas Stufe 3 überbacken, bis der Käse zu schmelzen beginnt.

Toast mit Corned beef

1 Scheibe Weißbrot, 1 Scheibe Corned beef (20 g), 1 Gewürzgurke, 1 Scheibe Käse (20 g, 45 % Fett)

Das Weißbrot toasten. Corned beef auf das Brot legen. Die Gurke in Scheiben schneiden und je drei Scheiben nebeneinander und drei untereinander legen, damit ein Muster entsteht. Den Käse in Streifen schneiden und im Gittermuster darüberlegen. Bei 200 Grad/Gas Stufe 3 backen.

Toast mit Käse und Oliven

Das Weißbrot toasten. Mit einem Eßlöffel Käse bestreuen. Mit einer Tomatenscheibe belegen. Die Oliven in dünne Scheiben schneiden und rundherum legen. Mit Salz, Pfeffer und Basilikum würzen. Den restlichen Käse um den Rand streuen. Mit Öl beträufeln. Bei 200 Grad/Gas Stufe 3 überbacken.

1 Scheibe Weißbrot, 2 Eßl. geriebener Käse (20 g, 45 % Fett), 1 Tomatenscheibe, 2 gefüllte, grüne Oliven, Salz, Pfeffer, Basilikum, 1/2 Teel. Öl

Toast mit Birne

Weißbrot toasten. Die Birne mit Küchenkrepp abtupfen und auf das Brot legen. Den Käse mit einer Gabel zerdrücken und auf die Birne häufen. Bei 200 Grad/Gas Stufe 3 aufs Brot herunterschmelzen lassen.

1 Scheibe Weißbrot, 1/2 Birne, 30 Gramm Edelpilzkäse (50 % Fett)

Toast mit Chesterkäse und Paprikaschote

Das Weißbrot toasten. Mit einer Scheibe Chesterkäse belegen. Die Paprikaschote putzen und in kleine Würfel schneiden. Auf das Brot streuen. Mit Salz und Pfeffer würzen. Die zweite Scheibe Käse daraufdecken und bei 200 Grad/Gas Stufe 3 überbacken.

1 Scheibe Weißbrot, 2 Scheiben Chesterkäse (40 g, 50 % Fett), 1/2 Paprikaschote, Salz, Pfeffer

Toast mit Champignons

Das Weißbrot toasten. Die Champignons in Scheiben schneiden. Auf dem Brot verteilen und mit Salz, Pfeffer und Schnittlauchröllchen bestreuen. Den Camembert in Scheiben schneiden und darauflegen. Mit Butterflöckchen bestreuen und bei 200 Grad/Gas Stufe 3 überbacken.

1 Scheibe Weißbrot, 50 Gramm Champignons (Dose), Salz, Pfeffer, Schnittlauch, 30 Gramm Camembert (45 % Fett), 1 Teel. Butter oder Margarine

Toast mit Schinken und Käse

Das Weißbrot toasten. Mit dem Schinken belegen. Die Gewürzgurke in kleine Würfel schneiden. Mit gehacktem Dill und Ketchup mischen und diagonal über dem Brot verteilen. Den Käse rechts und links neben den Gurkenstreifen streuen. Bei 200 Grad/Gas Stufe 3 überbacken.

1 Scheibe Weißbrot, 1 Scheibe gekochter Schinken (20 g), 1 Gewürzgurke, Dill, 1 Teel. Tomatenketchup, 2 Eßl. geriebener Käse (20 g, 45 % Fett)

Gurkenkaltschale

200 Gramm Gurke, 1 Knoblauchzehe, Salz, Dill, 1 Becher Vollmilchjoghurt, (150 g), 3 Teel. Crème fraîche, Pfeffer, 1/2 Scheibe Weißbrot oder 1 Scheibe Meterbrot

Die Gurke schälen und fein raspeln, eine Scheibe zum Verzieren zurückbehalten. Die Knoblauchzehe mit Salz zerdrücken. Dill hacken, ebenfalls einen Zweig zurücklassen. Gurke, Knoblauch und Dill mit dem gut gekühlten Joghurt und der Crème fraîche verrühren. Mit Salz und Pfeffer abschmecken. Mit der Gurkenscheibe und dem Dillzweig verzieren. Dazu Weißbrot.

Hühnerbrühe mit Champignons

2 Tassen Hühnerbrühe (Instant), 1 gebratene Hühnerkeule, 50 Gramm Champignons, Schnittlauch, 1 Eßl. gekochter Reis, Sojasoße, Pfeffer

Die Brühe in einem Topf erhitzen. Das Hühnerfleisch vom Knochen lösen, in kleine Stücke schneiden und zugeben. Die Champignons in Scheiben, den Schnittlauch in drei Zentimeter lange Röllchen schneiden. Champignons, Schnittlauch und Reis zugeben und erhitzen. Mit Sojasoße und Pfeffer abschmecken.

Blumenkohlcremesuppe mit Schinken

1 kleiner Blumenkohl (200 g), 2 Tassen Hühnerbrühe (Instant), Salz, Pfeffer, Zitronensaft, 2 Eßl. Kaffeesahne, 2 Scheiben gekochter Schinken (40 g), Petersilie

Den Blumenkohl in der Brühe bißfest kochen. Einige Röschen herausnehmen und die übrigen Röschen weich kochen. Die Brühe mit dem Blumenkohl in einem Mixer pürieren. Zurück in den Topf füllen. Mit Salz, Pfeffer und Zitronensaft abschmecken. Die Sahne und die ganzen Röschen zufügen. Den Schinken in Streifen schneiden und in einer beschichteten Pfanne anrösten. Die Schinkenstreifen und gehackte Petersilie darüberstreuen.

Nudelsuppe mit Gemüse

2 Tassen Hühnerbrühe (Instant), 1 Paket TK-Suppengrün (50 g), 2 Scheiben gek. Schinken o. Kasseler o. gebratenes Schweineschnitzel o. mageres Rindfl. (40 g), 20 Gramm Fadennudeln, Petersilie

Die Brühe in einem Topf erhitzen. Suppengrün zufügen und 15 Minuten auf schwacher Hitze garen. Das Fleisch in Streifen schneiden und zusammen mit den Fadennudeln die letzten fünf Minuten miterhitzen. Mit gehackter Petersilie bestreuen.

Tomatencremesuppe

Die Tomaten in einem Mixer pürieren. Zwiebel und Schinken in Würfel schneiden, in der Butter oder Margarine in einem Topf anrösten. Die pürierten Tomaten zugeben. Mit Salz, Pfeffer, Edelsüß-Paprika, Tomatenmark und Oregano würzen und erhitzen. Den Reis zugeben. Mit einem Klecks Crème fraîche und gehackter Petersilie anrichten.

1 Dose Tomaten (230 g), 1 Zwiebel, 1 Scheibe gek. Schinken (20 g), 1/2 Teel. Butter oder Margarine, Salz, Pfeffer, Edelsüß-Paprika, 4 Teel. Tomatenmark, Oregano, 2 Eßl. gek. Reis, 2 Teel. Crème fraîche, Petersilie

Porreecremesuppe

Den Porree putzen und in Ringe schneiden. Einige Ringe zum Verzieren zurückbehalten. Die Kartoffel schälen und in Würfel schneiden. In der Butter oder Margarine in einem Topf den Porree und die Kartoffelwürfel anbraten. Die Brühe zugießen und 20 Minuten auf schwacher Hitze garen. Die Suppe im Mixer pürieren. Zurück in den Topf füllen und erhitzen. Mit Selleriesalz, Pfeffer und Sahne abschmecken. Porreeringe und Schnittlauch darüberstreuen.

1 Stange Porree (150 g), 1 mittelgroße Kartoffel, 1 Teel. Butter oder Margarine, 1 1/2 Tassen Hühnerbrühe (Instant), Selleriesalz, Pfeffer, 1 Eßl. Kaffeesahne, Schnittlauch

Zwiebelsuppe

Die Zwiebeln in Streifen schneiden, die Knoblauchzehe hacken. Butter oder Margarine in einem Topf erhitzen, darin Zwiebeln und Knoblauch glasig dünsten. Mit der Brühe auffüllen und 20 Minuten kochen lassen. Mit Pfeffer würzen. Die Suppe in eine ofenfeste Suppenschale füllen. Das Weißbrot toasten, darauflegen, mit Käse bestreuen und überbacken.

3 Zwiebeln, 1 Knoblauchzehe, 1 Teel. Butter oder Margarine, 2 Tassen Brühe (Instant), Pfeffer, 1 Scheibe Weißbrot, 2 Eßl. geriebener Käse (20 g, 45 % Fett)

Bohnensuppe (Foto S. 150/151)

Das Fleisch in kleine Würfel schneiden und in heißem Öl scharf anbraten. Die Zwiebel hacken und zugeben. Tomatenmark hineinrühren, Brühe zugießen. Die Bohnen klein schneiden und 20 Minuten mit Deckel auf schwacher Hitze garen. Eventuell etwas Wasser nachgießen. Mit Salz, Pfeffer, Edelsüß-Paprika und Oregano abschmecken und mit Petersilie bestreuen.

100 Gramm mageres Rindfleisch, 1/2 Teel. Öl, 1 Zwiebel, 2 Teel. Tomatenmark, 1 Tasse Brühe (Instant), 100 Gramm grüne Bohnen, Salz, Pfeffer, Edelsüß-Paprika, Oregano, Petersilie

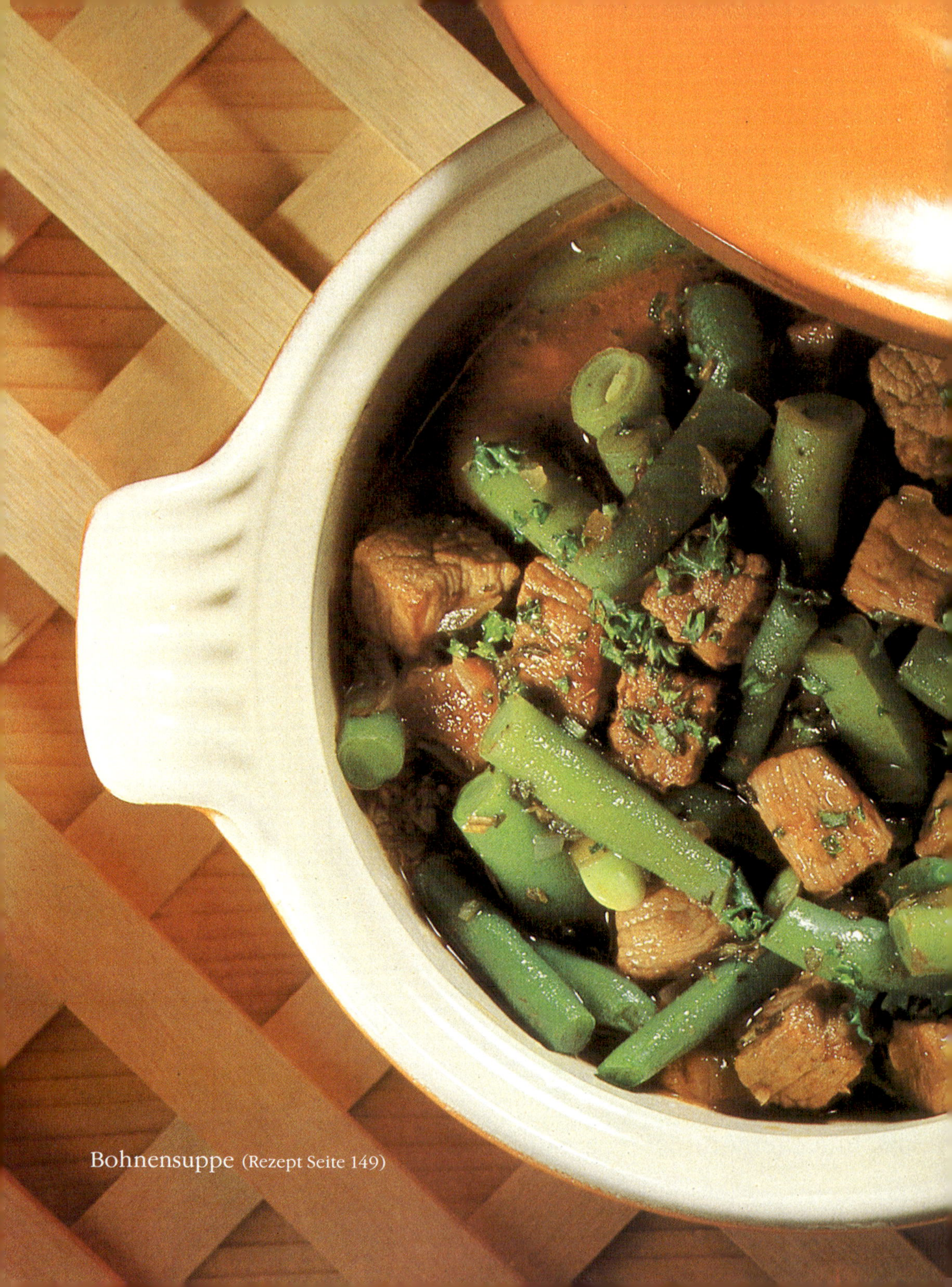

Bohnensuppe (Rezept Seite 149)

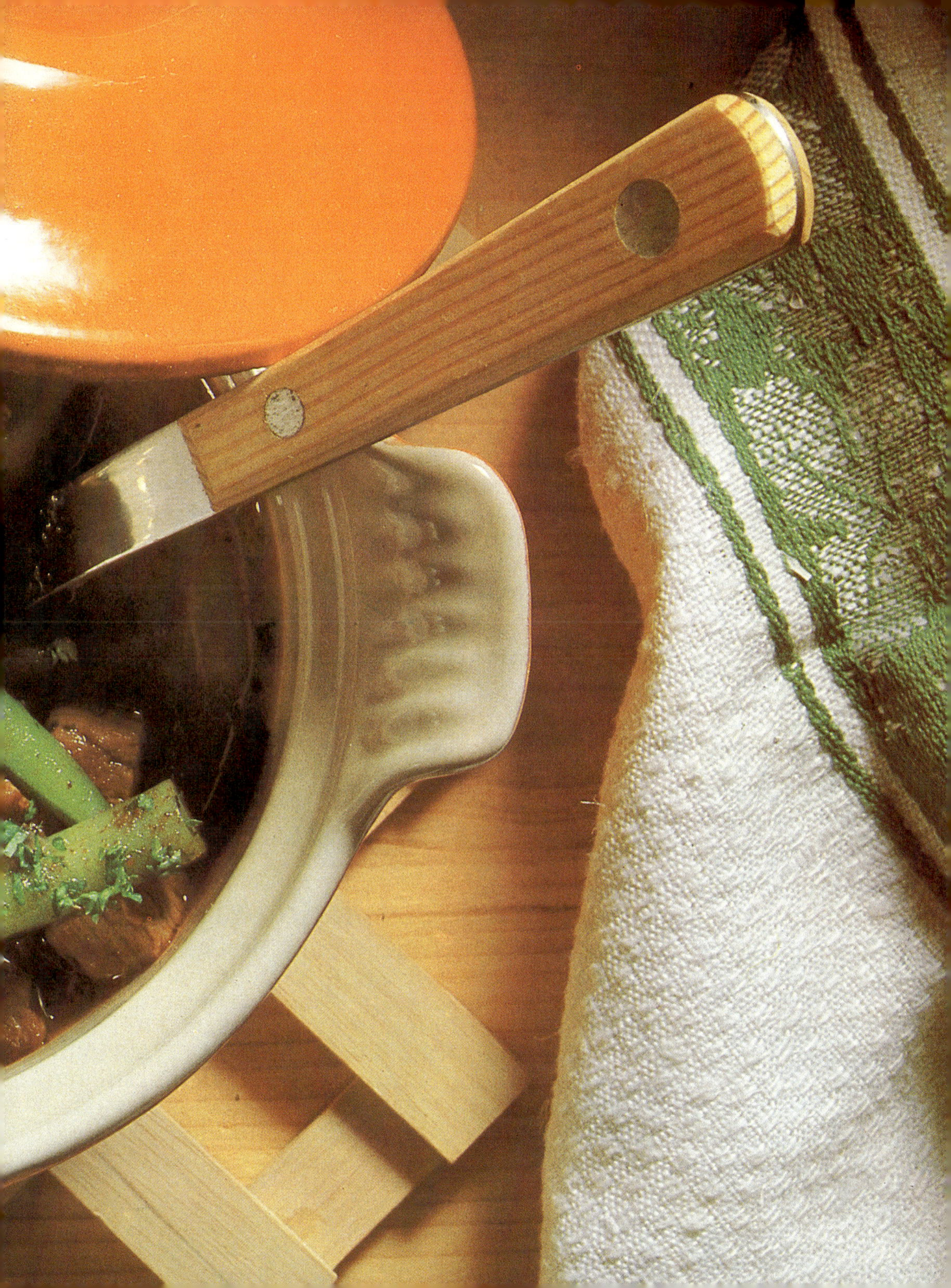

Spiegelei mit Leberkäse

1/2 Teel. Butter oder Margarine, 2 Scheiben oder 1 dickere Scheibe Leberkäse (40 g), 1 Zwiebel, Salz, Pfeffer, 1 Ei, Schnittlauch

Die Butter oder Margarine in einer beschichteten Pfanne erhitzen. Den Leberkäse darin auf jeder Seite drei Minuten braten. Die Zwiebel in Ringe schneiden und am Rand mitbraten. Mit wenig Salz und Pfeffer würzen. Das Ei darüber aufschlagen und mit Deckel auf schwacher Hitze zu einem Spiegelei braten. Mit Salz und Schnittlauchröllchen bestreuen.

Spiegelei mit Kräuterreis

1/2 Teel. Butter oder Margarine, 3 Eßl. gekochter Reis, frische Kräuter (Petersilie, Schnittlauch, Dill), 1 Ei, Salz, 1 Teel. Tomatenketchup

Die Butter oder Margarine in einer beschichteten Pfanne erhitzen. Den Reis darin braten und die gehackten Kräuter unterheben. Das Ei darüber aufschlagen und zugedeckt auf schwacher Hitze zu einem Spiegelei braten. Mit Salz würzen und mit einem Klecks Tomatenketchup und einem Petersilienstengel anrichten.

Spiegelei mit gebratenen Nudeln

1/2 Teel. Butter oder Margarine, 1/2 Zwiebel, 80 Gramm gekochte Nudeln, Salz, Pfeffer, 1 Ei, 1 Tomate, Schnittlauch

Butter oder Margarine in einer beschichteten Pfanne erhitzen. Die Zwiebel in Würfel schneiden und darin glasig dünsten. Nudeln zugeben und goldgelb braten. Mit Salz und Pfeffer würzen. Das Ei darüber aufschlagen und zugedeckt auf schwacher Hitze zum Spiegelei braten. Dazu Tomatenachtel und Schnittlauchröllchen.

Spiegelei mit Bratkartoffeln und Tomaten

1/2 Teel. Butter oder Margarine, 1 mittelgroße, gekochte Kartoffel, 1/2 Zwiebel, Salz, Pfeffer, Edelsüß-Paprika, 1 Ei, Schnittlauch, 2 Tomaten

Butter oder Margarine in einer beschichteten Pfanne erhitzen. Die Kartoffel pellen und in Scheiben schneiden, die Zwiebel würfeln, zugeben und goldbraun braten. Mit Salz, Pfeffer und Edelsüß-Paprika würzen. Das Ei darüber aufschlagen und mit Salz und Schnittlauch bestreuen. Auf schwacher Hitze zugedeckt stocken lassen. Dazu Tomatenachtel mit Salz und Pfeffer.

Rührei mit Pfifferlingen

Zwiebel und Petersilie hacken, den Schinken in feine Würfel schneiden und die Pfifferlinge putzen. Butter oder Margarine in einer beschichteten Pfanne erhitzen. Die Zwiebeln und den Schinken anrösten. Die Pfifferlinge zugeben und braten. Mit Salz, Pfeffer und Petersilie bestreuen und warmstellen. Das Ei mit Salz und Pfeffer verquirlen und in der noch heißen Pfanne unter gelegentlichem Wenden stocken lassen.

1/2 Zwiebel, Petersilie, 1 Scheibe gekochter Schinken (20 g), 200 Gramm Pfifferlinge, 1/2 Teel. Butter oder Margarine, Salz, Pfeffer, 1 Ei

Rührei mit Krabben

Einen halben Teelöffel Butter oder Margarine in einer beschichteten Pfanne erhitzen. Das Ei mit Salz verquirlen und hineingießen. Unter gelegentlichem Rühren stocken lassen und warmstellen. Die Krabben kurz in der Pfanne erhitzen, mit Salz, Pfeffer, Zitronensaft und gehacktem Dill würzen. Dazu ein Buttertoast.

1 Teel. Butter oder Margarine, 1 Ei, Salz, 50 Gramm Krabben, Pfeffer, Zitronensaft, Dill, 1/2 Scheibe Weißbrot

Rührei mit Spargel

Den Spargel schälen und in Salzwasser mit Süßstoff garen. Das Ei mit Salz verquirlen und in der Butter oder Margarine unter gelegentlichem Rühren stocken, aber nicht zu fest werden lassen. Die Petersilie hacken und über den Spargel streuen.

1/2 Kilogramm Spargel, Salz, Süßstoff, 1 Ei, 1/2 Teel. Butter oder Margarine, Petersilie

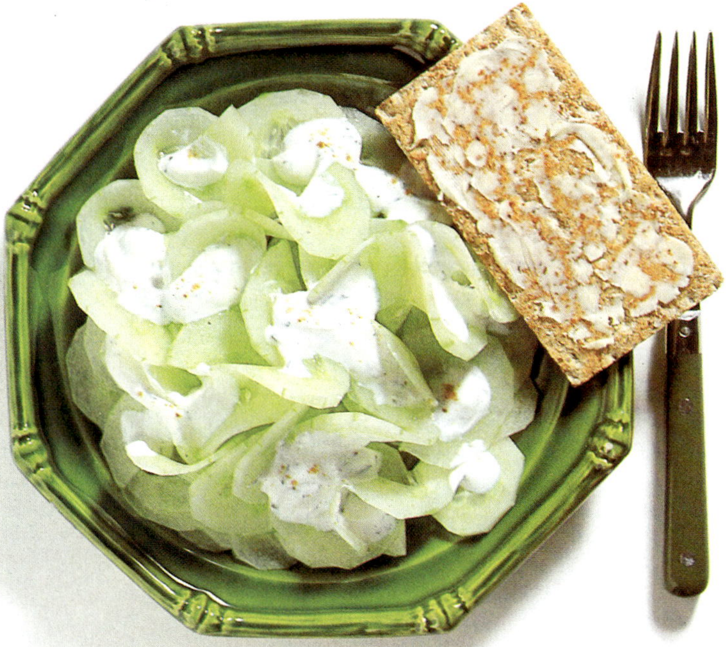

Gurkensalat

300 g Gurke, 2 Eßl. Magerquark, 1/2 Becher Magermilchjoghurt, 2 Teel. Kaffeesahne, Dill, 1 Knoblauchzehe, Salz, Cayennepfeffer, Zitronensaft, 1 Scheibe Knäckebrot, 1 Teel. Butter oder Margarine

Die Gurke schälen und in dünne Scheiben schneiden. Eine Soße zubereiten aus Quark, Joghurt, Sahne, gehacktem Dill, einer zerdrückten Knoblauchzehe, Salz, Cayennepfeffer und Zitronensaft. Die Soße über den Gurkensalat gießen und gut durchziehen lassen. Dazu Knäckebrot mit Butter.

Spinatsalat mit Nüssen

Den Spinat auftauen und gut abtropfen lassen. Die Zwiebel und den Käse in Würfel schneiden. Spinat, Zwiebel, Käse und Nüsse mischen und in einer Soße aus Öl, Zitronensaft, Salz und Pfeffer ziehen lassen.

200 Gramm TK-Blattspinat, 1 Zwiebel, 1 Scheibe Käse (20 g, 45 % Fett), 1 Teel. gehackte Haselnüsse, 1 Teel. Öl, Zitronensaft, Salz, Pfeffer

Tomatensalat mit Frischkäse

Die Tomaten in dünne Scheiben, die Paprikaschote putzen und in Ringe schneiden. Den Salat zerpflücken. Alles gut miteinander mischen. Den Frischkäse in die Mitte setzen. Aus Essig, Wasser, Salz, Pfeffer, gehackter Zwiebel und Petersilie eine Soße zubereiten und über den Salat gießen.

2 Tomaten, 1 Paprikaschote, einige Salatblätter, 1/2 Becher körniger Frischkäse (100 g), Essig, 1 Eßl. Wasser, Salz, Pfeffer, 1 Zwiebel, Petersilie

Rettichtopf mit Butterbrot

Den Rettich schälen und in dünne Scheiben hobeln. Mit Salz bestreuen, mit Zitronensaft und Öl beträufeln. Gut durchziehen lassen und gehackte Petersilie darübergeben. Das Vollkornbrot mit Butter bestreichen.

400 Gramm Rettich, Salz, Zitronensaft, 1 Teel. Öl, Petersilie, 1/2 Scheibe Vollkornbrot, 1/2 Teel. Butter oder Margarine

Bunter Kartoffelsalat

Kartoffeln pellen und in Scheiben schneiden. Die Gurke schälen und hobeln. Die Tomaten achteln. Joghurt mit Crème fraîche, Senf, Salz, Pfeffer und Schnittlauchröllchen verrühren. Die Gewürzgurke in kleine Würfel schneiden und zufügen. Die Soße über den Salat gießen.

2 mittelgroße, gekochte Kartoffeln, 100 Gramm Gurke, 2 Tomaten, 1/2 Becher Magermilchjoghurt, 1 Teel. Crème fraîche, Senf, Salz, Pfeffer, Schnittlauch, Gewürzgurke

Gemüseplatte mit Käsedip

1 Stange Sellerie, 1 Möhre, 1 Paprikaschote, 3 Eßl. Magerquark, 2 Teel. Crème fraîche, Zitronensaft, Schnittlauch, Salz, Pfeffer, einige Salatblätter

Stangensellerie, Möhre und Paprikaschote putzen, in Streifen schneiden und auf einem Teller anrichten. Den Quark mit Crème fraîche, Zitronensaft, Schnittlauchröllchen, Salz und Pfeffer verrühren und auf Salatblättern in die Mitte des Gemüses setzen.

Selleriesalat Waldorf

200 Gramm Sellerieknolle, 1/2 Apfel, 2 Teel. gehackte Haselnüsse, 1/2 Becher Magermilchjoghurt, Salz, Pfeffer, Süßstoff, Zitronensaft

Den Sellerie putzen und den Apfel schälen. Beides in Stifte schneiden. Sellerie, Apfel und Nüsse mischen. Aus Joghurt, Salz, Pfeffer, Süßstoff undZitronensaft eine Soße rühren und über den Salat gießen.

Möhrensalat

2 Möhren (200 g), 2 Teel. gehackte Haselnüsse, Salz, Zitronensaft, Süßstoff, 1 Eßl. Magerquark, 2 Teel. Crème fraîche, 2 Teel. Kaffeesahne, Petersilie

Die Möhren putzen und raspeln. Nüsse unterheben und mit Salz, Zitronensaft und Süßstoff würzen. Quark, Crème fraîche, Sahne, gehackte Petersilie, Salz und Süßstoff verrühren und die Soße über die Möhren gießen.

Rindfleisch mit Tomate und Paprikaschote

100 Gramm gebratenes Rindfleisch, 1 Zwiebel, 1 Tomate, 1/2 Paprikaschote, 2 Eßl. gekochter Reis, Petersilie, Zitronensaft, Salz, Pfeffer

Rindfleisch und Zwiebel in Streifen schneiden. Die Tomate halbieren und das Tomateninnere in eine kleine Schüssel geben. Das Tomatenfleisch und die Paprikaschote in Würfel schneiden. Fleisch, Zwiebel, Tomate, Paprikaschote und Reis gut mischen. Die Petersilie hacken und unterheben. Das Tomateninnere mit Zitronensaft, Salz und Pfeffer verrühren und über den Salat gießen. Gut durchziehen lassen.

Rindfleisch mit Champignons

Das Rindfleisch in Streifen, die Champignons in Scheiben schneiden. Zwiebel würfeln und Petersilie hacken. Fleisch, Champignons, Zwiebel, Petersilie und Reis miteinander mischen. Zitronensaft, Wasser, Instant-Brühe und Pfeffer verrühren und über den Salat gießen. Noch einmal mischen und eine Weile durchziehen lassen.

100 Gramm gebratenes Rindfleisch, 100 Gramm Champignons, 1 Zwiebel, Petersilie, 2 Eßl. gekochter Reis, Zitronensaft, 1 Eßl. Wasser, 1 Teel. Instant-Brühe, Pfeffer

Schweineschnitzel mit Kopfsalat und Radieschen

Das Schweineschnitzel in Streifen, Radieschen in Scheiben schneiden, Kopfsalat zerpflücken. Alles gut miteinander mischen. Petersilie und Kapern hacken, den Schnittlauch in Röllchen schneiden. Petersilie, Kapern und Schnittlauch mit Zitronensaft, Öl, Wasser, Salz, Pfeffer und Senf verrühren und über den Salat gießen.

100 Gramm gebratenes Schweineschnitzel, 1 Bund Radieschen, 1 Portion Kopfsalat, Petersilie, 1 Teel. Kapern, Schnittlauch, Zitronensaft, 1/2 Teel. Öl, 1 Eßl. Wasser, Salz, Pfeffer, Senf

Schweinefilet mit Porree

Das Schweinefilet in dünne Scheiben, den Porree putzen und in Ringe schneiden. Fleisch und Porree mischen. Essig, Wasser, Instant-Brühe, Pfeffer und Schnittlauchröllchen verrühren und über den Salat gießen.

75 Gramm gebratenes Schweinefilet, 1 Stange Porree (150 g), Essig, 1 Eßl. Wasser, 1/2 Teel. Instant-Brühe, Pfeffer, Schnittlauch

Bohnen mit Corned beef

Die ungekochten Bohnen hobeln oder die Bohnen in Salzwasser bißfest kochen, abkühlen lassen und in drei Zentimeter lange Stücke schneiden. Das Corned beef würfeln, die Petersilie hacken. Alles gut miteinander mischen. Aus Zitronensaft, Öl, Wasser, Salz und Pfeffer eine Soße zubereiten und über den Salat gießen.

150 Gramm grüne Bohnen, Salz, 3 Scheiben Corned beef (60 g), Petersilie, Zitronensaft, 1 Teel. Öl, 1 Eßl. Wasser, Pfeffer

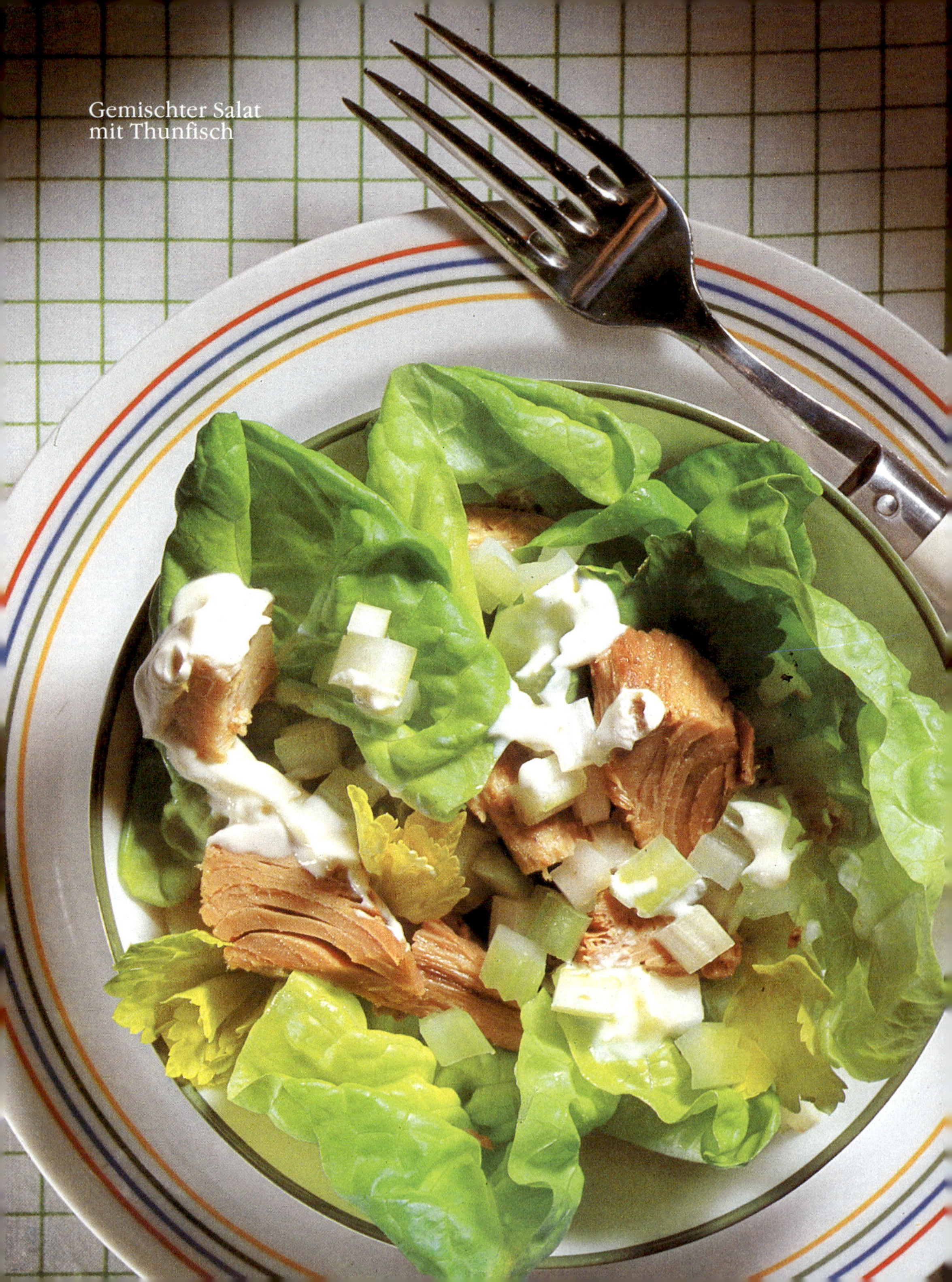

Gemischter Salat
mit Thunfisch

Gemischter Salat mit Thunfisch

Die Paprikaschote putzen und in Streifen, die Zwiebel in Ringe schneiden. Tomate achteln, Petersilie hacken und den Salat zerpflücken. Den Thunfisch gut abtropfen lassen und zugeben. Alles miteinander vermengen. Zitronensaft, Wasser, Salz und Pfeffer verrühren und über den Salat gießen.

1 Paprikaschote, 1 Zwiebel, 1 Tomate, Petersilie, einige Salatblätter, 50 Gramm Thunfisch in Öl (Dose), Zitronensaft, 1 Eßl. Wasser, Salz, Pfeffer

Geflügelsalat

Das Hühnerfleisch vom Knochen lösen und klein schneiden. Die Mandarine schälen und das Fruchtfleisch würfeln. Den Salat in Streifen schneiden. Alles miteinander mischen. Aus Joghurt, Sahne, gehackten Haselnüssen, Zitronensaft, Salz und Süßstoff eine Soße rühren und den Salat darin ziehen lassen. Auf Salatblättern anrichten.

1 gebratene Hühnerkeule, 1 Mandarine, 1 Portion Kopfsalat, 2 Eßl. Magermilchjoghurt, 1 Teel. Kaffeesahne, 1/2 Teel. gehackte Haselnüsse, Zitronensaft, Salz, Süßstoff

Thunfischsalat mit Sellerie (Foto)

Den Thunfisch gut abtropfen lassen und mit einer Gabel etwas zerkleinern. Den Stangensellerie putzen und in Würfel schneiden. Das Selleriekraut hacken. Thunfisch, Selleriewürfel und -kraut miteinander mischen. Crème fraîche mit Sahne und Pfeffer verrühren und mit dem Salat vermengen. Nach zehn Minuten probieren, ob der Salat eventuell noch etwas gesalzen werden muß. Auf Salatblättern anrichten.

50 Gramm Thunfisch in Öl (Dose), 1 Stange Sellerie, 2 Teel. Crème fraîche, 1 Teel. Kaffeesahne, Pfeffer, einige Salatblätter

Nudelsalat mit Putenschnitzel

Das Putenschnitzel in Streifen und die Nudeln klein schneiden. Tomate achteln und Petersilie hacken. Mit Salz, Pfeffer und Edelsüß-Paprika bestreuen und alles miteinander mischen. Aus Joghurt, Zitronensaft, Salz, Pfeffer, Senf und Tomatenketchup eine Soße zubereiten und über den Salat gießen. Vorsichtig noch einmal mischen und eine Weile ziehen lassen.

50 Gramm gebratenes Putenschnitzel, 120 Gramm gekochte Nudeln oder Spaghetti, 1 Tomate, Petersilie, Salz, Pfeffer, Edelsüß-Paprika, 2 Eßl. Magermilchjoghurt, Zitronensaft, Senf, 1 Teel. Tomatenketchup

Blumenkohl mit Schinkenwürfeln

1 kleiner Blumenkohl (200 g), Salz, Petersilie, 2 Scheiben gekochter Schinken (40 g), Zitronensaft, 1 Teel. Öl, 1 Eßl. Wasser, Pfeffer

Den Blumenkohl in Salzwasser bißfest kochen und abkühlen lassen. Sie können auch den Rest von einem anderen Blumenkohlgericht verwenden. Die Petersilie hacken und über die Blumenkohlröschen streuen. Den Schinken würfeln und in einer beschichteten Pfanne anrösten, abkühlen lassen und ebenfalls darüberstreuen. Zitronensaft, Öl, Wasser, Salz und Pfeffer verrühren und über den Salat gießen.

Wurstsalat

100 Gramm Gurke, 1 mittelgroße, gekochte Kartoffel, 1 Würstchen (50 g), 1 Zwiebel, 1 Gewürzgurke, 1/2 Becher Magermilchjoghurt, Schnittlauch, Zitronensaft, Senf, Salz, Pfeffer, Süßstoff

Die Gurke schälen und hobeln. Die Kartoffel pellen und in Scheiben, das Würstchen in Stifte schneiden. Die Zwiebel und die Gewürzgurke würfeln. Alles miteinander mischen. Den Joghurt mit Schnittlauchröllchen, Zitronensaft, Senf, Salz, Pfeffer und Süßstoff verrühren und über den Salat gießen. Vorsichtig noch einmal wenden und den Salat eine Weile ziehen lassen.

Tomaten mit Schinken und Käse

4 Tomaten, 1 Scheibe gek. Schinken (20 g), 1 Scheibe Käse (20 g, 45 % Fett), 1 Zwiebel, Zitronensaft, 1 Teel. Öl, 1 Eßl. Wasser, Salz, Pfeffer, Süßstoff, Schnittlauch

Die Tomaten in dünne Scheiben schneiden. Schinken, Käse und Zwiebel würfeln. Alles miteinander mischen. Aus Zitronensaft, Öl, Wasser, Salz, Pfeffer, Süßstoff und Schnittlauchröllchen eine Soße zubereiten und über den Salat gießen.

Sauerkraut mit Leberkäse

150 Gramm Sauerkraut, Edelsüß-Paprika, 1 Apfel, 2 Scheiben Leberkäse (40 g)

Das Sauerkraut mit Edelsüß-Paprika würzen. Den Apfel schälen, in Würfel schneiden und unter das Sauerkraut heben. Leberkäse in Streifen schneiden und mit dem Sauerkraut mischen.

Seelachsfilet mit Champignons

Die Zwiebel in Streifen schneiden, die Champignons putzen und in Scheiben schneiden. Den Reis zugeben. Den Fisch zerpflücken und unterheben. Eine Soße aus Zitronensaft, Öl, Wasser, Salz und Pfeffer zubereiten und über den Salat gießen. Mit Schnittlauchröllchen bestreuen.

1 Zwiebel, 100 Gramm Champignons, 2 Eßl. gekochter Reis, 100 Gramm gebratenes Seelachsfilet, Zitronensaft, 1/2 Teel. Öl, 1 Eßl. Wasser, Salz, Pfeffer, Schnittlauch

Kabeljaufilet mit Paprikaschote und Tomaten

Die Paprikaschote putzen und in Würfel schneiden. Tomaten halbieren, das Tomateninnere in eine kleine Schüssel geben. Das Tomatenfleisch ebenfalls in Würfel schneiden. Den Fisch zerpflücken und alles miteinander mischen. Reis unterheben. Das Tomateninnere mit Zitronensaft, Öl, Senf, Salz, Pfeffer und Süßstoff verrühren und über den Salat gießen. Mit Schnittlauchröllchen bestreuen und auf Salatblättern anrichten.

1 Paprikaschote, 2 Tomaten, 100 Gramm gebratenes Kabeljaufilet, 2 Eßl. gekochter Reis, Zitronensaft, 1/2 Teel. Öl, Senf, Salz, Pfeffer, Süßstoff, Schnittlauch, einige Salatblätter

Schollenfilet mit Gurke und Kopfsalat

Den Kopfsalat in Streifen schneiden. Die Gurke schälen und würfeln. Das Schollenfilet zerpflücken. Alles miteinander mischen. Aus Joghurt, Crème fraîche, zerdrücktem Knoblauch, Salz, Pfeffer und gehacktem Dill eine Soße zubereiten und über den Salat gießen. Auf Salatblättern anrichten.

1 Portion Kopfsalat, 100 Gramm Gurke, 100 Gramm gebratenes Schollenfilet, 1/2 Becher Magermilchjoghurt, 4 Teel. Crème fraîche, 1 Knoblauchzehe, Salz, Pfeffer, Dill

Krabben mit Apfel und Gurke

Den Apfel und die Gurke schälen und in kleine Würfel schneiden. Die Krabben abspülen, trockentupfen, mit Zitronensaft beträufeln und zugeben. Alles miteinander mischen. Aus Öl, Zitronensaft, Wasser, Senf, Salz, Pfeffer, Süßstoff und Schnittlauchröllchen eine Soße zubereiten und über den Salat gießen.

1 Apfel, 100 Gramm Gurke, 100 Gramm Krabben ohne Schale, Zitronensaft, 1 Teel. Öl, 1 Eßl. Wasser, Senf, Salz, Pfeffer, Süßstoff, Schnittlauch

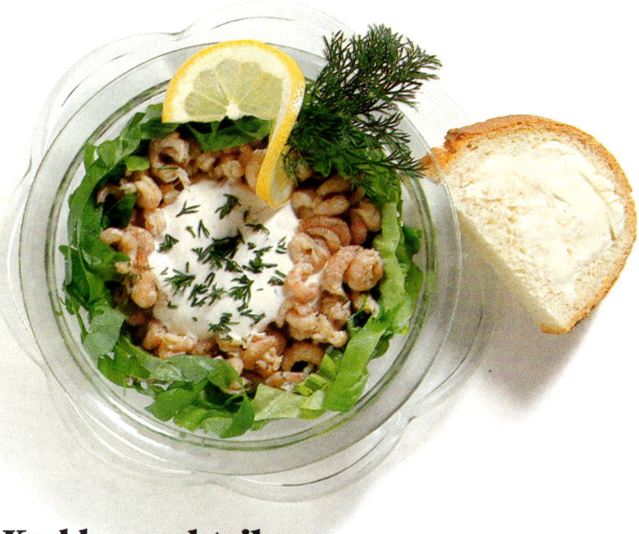

Krabbencocktail

Einige Salatblätter, 100 Gramm gekochte Garnelen ohne Schale, Zitronensaft, 1/2 Becher Magermilchjoghurt, 2 Teel. Crème fraîche, 1 Teel. Tomatenketchup, Salz, Pfeffer, Süßstoff, Dill, 1 Zitronenscheibe, 1/2 Scheibe knuspriges Weißbrot, 1/2 Teel. Butter

Den Kopfsalat in feine Streifen schneiden und in ein weites Weinglas oder eine kleine Glasschüssel füllen. Die Krabben abspülen, trockentupfen und in das Glas geben. Mit Zitronensaft beträufeln. Joghurt, Crème fraîche, Zitronensaft, Tomatenketchup, Salz, Pfeffer und Süßstoff verrühren und über die Krabben gießen. Mit gehacktem Dill bestreuen und mit einer Zitronenscheibe und einem Dillzweig verzieren. Dazu Weißbrot mit Butter.

Fischstäbchen mit Kartoffelsalat

1 mittelgroße, gekochte Kartoffel, 1/2 Stange Porree (75 g), 1/2 Becher Magermilchjoghurt, 2 Teel. Kaffeesahne, 1 Zwiebel, Senf, Salz, Pfeffer, Süßstoff, 2 gebratene Fischstäbchen, Schnittlauch

Die Kartoffel pellen und in Scheiben, den Porree putzen und in Ringe schneiden. In einer Soße aus Joghurt, Sahne, gehackter Zwiebel, Senf, Salz, Pfeffer und Süßstoff eine Weile ziehen lassen. Die Fischstäbchen in Würfel schneiden und auf dem Salat anrichten. Mit Schnittlauchröllchen bestreuen.

Vollkornbrot mit Corned beef

Das Vollkornbrot mit Tomatenketchup bestreichen. Salatblätter und Corned beef darauflegen. Die Gewürzgurke in Scheiben schneiden und auf dem Brot verteilen.

1 Scheibe Vollkornbrot, 1 Teel. Tomatenketchup, einige Salatblätter, 2 Scheiben Corned beef (40 g), 1 Gewürzgurke

Vollkornbrot mit Corned beef und Porree

Das Vollkornbrot mit einem Teelöffel Tomatenketchup bestreichen. Mit Salatblättern belegen. Das Corned beef in Würfel, den Porree in Ringe schneiden. Corned beef mit Porreeringen und Ketchup mischen und auf dem Brot verteilen.

1 Scheibe Vollkornbrot, 2 Teel. Tomatenketchup, einige Salatblätter, 2 Scheiben Corned beef (40 g), 1 Stück Porree

Vollkornbrot mit Kasseler

Quark, Crème fraîche und Meerrettich verrühren. Mit Zitronensaft abschmecken. Das Vollkornbrot mit der Meerrettichsahne bestreichen. Kasseler in Streifen schneiden und auf dem Brot verteilen. Mit gehackter Petersilie bestreuen.

1 Eßl. Magerquark, 1 Teel. Crème fraîche, 1 Teel. Meerrettich, Zitronensaft, 1 Scheibe Vollkornbrot, 1 Scheibe Kasseler (20 g), Petersilie

Vollkornbrot mit Leberwurst und Gurkenwürfeln

Das Vollkornbrot mit Senf und dann mit Leberwurst bestreichen. Die Gurke schälen, in Würfel schneiden und über dem Brot verteilen. Dill hacken und darüberstreuen.

1 Scheibe Vollkornbrot, 1 Teel. Senf, 2 Teel. magere Leberwurst, 50 Gramm Gurke, Dill

Vollkornbrot mit Kresse und Lyoner Wurst

Das Brot mit Salatcreme bestreichen. Viel Kresse darüberstreuen und Lyoner Wurst darauflegen. Die Gurkenscheiben auf dem Brot verteilen. Mit Salz und Pfeffer bestreuen.

1 Scheibe Vollkornbrot, 1 Teel. Salatcreme, Kresse, 1 Scheibe Lyoner Wurst, 3 Scheiben Gurke, Salz, Pfeffer

Toast mit Lachsschinken

Das Weißbrot toasten. Mit Kresse bestreuen und den Lachsschinken darauflegen. Quark, Crème fraîche, Meerrettich und Zitronensaft verrühren und auf den Lachsschinken streichen. Mit Dill bestreuen. Mit einer Zitronenscheibe und einem Dillzweig verzieren.

1 Scheibe Weißbrot, Kresse, 3 Sch. Lachsschinken (60 g), 1 Eßl. Magerquark, 1 Teel. Crème fraîche, 1 Teel. Meerrettich, Zitronensaft, Dill, 1 Zitronenscheibe

Knäckebrot mit Leberwurst und Schnittlauch

2 Scheiben Knäckebrot, 3 Teel. magere Leberwurst, Schnittlauch

Die Knäckebrotscheiben mit Leberwurst bestreichen. Schnittlauch in Röllchen schneiden und darüberstreuen.

Vollkornbrot mit Sülze

1 Scheibe Vollkornbrot, 1 Teel. Senf, einige Salatblätter, 2 Scheiben Rindfleischsülze (40 g), 1 Teel. Salatcreme, Dill

Das Vollkornbrot mit Senf bestreichen. Salatblätter und Sülze darauflegen. Mit Salatcreme bestreichen und gehackten Dill darüberstreuen.

Vollkornbrot mit Leberkäse

1 Scheibe Vollkornbrot, 1 Teel. Salatcreme, einige Salatblätter, 1 Scheibe Leberkäse (20 g), 1 Teel. Senf, 1 kleine Zwiebel

Das Vollkornbrot mit Salatcreme bestreichen. Mit Salatblättern und Leberkäse belegen. Den Senf darüberstreichen. Zwiebel in Ringe schneiden und auf dem Brot verteilen.

Vollkornbrot mit Roastbeef

1 Scheibe Vollkornbrot, 1 Teel. Salatcreme, einige Salatblätter, 1 Scheibe Roastbeef (20 g), Salz, Pfeffer, 1 Teel. Senf, 1 Gewürzgurke

Auf das Vollkornbrot Salatcreme streichen. Salatblätter und Roastbeef darauflegen und mit Salz und Pfeffer würzen. Mit Senf bestreichen. Die Gewürzgurke in Würfel schneiden und auf dem Brot verteilen.

Vollkornbrot mit gekochtem Schinken

(Foto S. 166/167)

1 Scheibe Vollkornbrot, 1 Teel. Salatcreme, 1 Scheibe gekochter Schinken (20 g), 5 Gurkenscheiben, Salz, Pfeffer

Das Vollkornbrot mit Salatcreme bestreichen, Schinken darauflegen. Die Gurkenscheiben auf dem Brot verteilen und mit Salz und Pfeffer würzen.

Hot Dog

Das Würstchen in heißem Wasser erwärmen. Weißbrot halbieren. Auf eine Hälfte Senf streichen und darüber ein großes Salatblatt legen, darauf das Würstchen. Die Gewürzgurke hacken, mit Tomatenketchup vermengen und auf das Würstchen streichen. Das Salatblatt um das Würstchen klappen, damit es nicht wegrutscht, und die zweite Weißbrothälfte darauflegen.

1 Würstchen (50 g), 1 Scheibe Weißbrot, 1 Teel. Senf, 1 großes Salatblatt, 1 Gewürzgurke, 1 Teel. Tomatenketchup

Mini-Hamburger

Das Hacksteak wie bei der Frikadelle (Seite 168) zubereiten. Das Weißbrot diagonal durchschneiden. Auf eine Seite Salatblätter legen. Darauf die heiße Frikadelle setzen. Die Zwiebelringe darüber verteilen. Mit Ketchup würzen und die andere Hälfte des Weißbrotes darauflegen.

1 Zwiebel, 75 g Beefsteakhack (Tatar), 1 Teel. Weizenkleie, 1 Teel. Wasser, Salz, 1 Teel. Senf, Pfeffer, Petersilie, 1/2 Teel. Butter oder Margarine, 1 Scheibe Weißbrot, einige Salatblätter, 1 Teel. Tomatenketchup

Knäckebrot mit Tatar

Das Beefsteakhack mit Kapern, Senf, Salz und Pfeffer würzen. Die Knäckebrote mit Tomatenketchup bestreichen. Beefsteakhack auf den Broten verteilen. Die Zwiebel in kleine Würfel schneiden und über die Knäckebrote streuen.

75 Gramm Beefsteakhack (Tatar), 1 Teel. Kapern, Senf, Salz, Pfeffer, 2 Scheiben Knäckebrot, 2 Teel. Tomatenketchup, 1 Zwiebel

Knäckebrot mit Geflügelsalat

Das Hühnerfleisch vom Knochen lösen und kleinschneiden. Die Mandarine schälen und ebenfalls in kleine Stücke, die Chicoréeblätter in Streifen schneiden. Mit Crème fraîche, Zitronensaft, Salz, Pfeffer und Süßstoff vermengen. Das Knäckebrot mit Chicoréestreifen belegen und den Geflügelsalat darauf verteilen.

1 gebratene Hühnerkeule, 1/2 Mandarine, einige Chicoréeblätter, 1 Teel. Crème fraîche, Zitronensaft, Salz, Pfeffer, Süßstoff, 1 Scheibe Knäckebrot

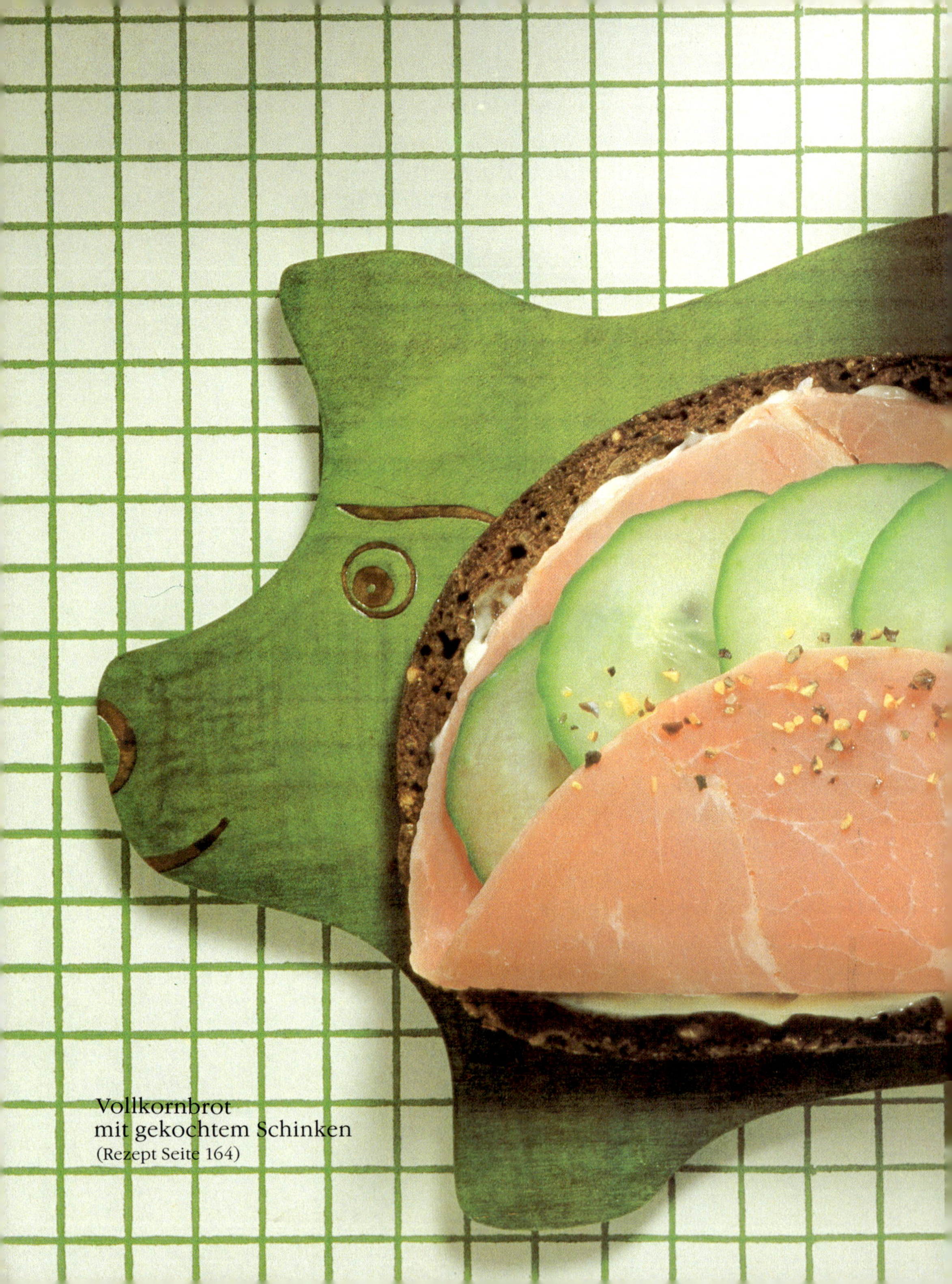

Vollkornbrot
mit gekochtem Schinken
(Rezept Seite 164)

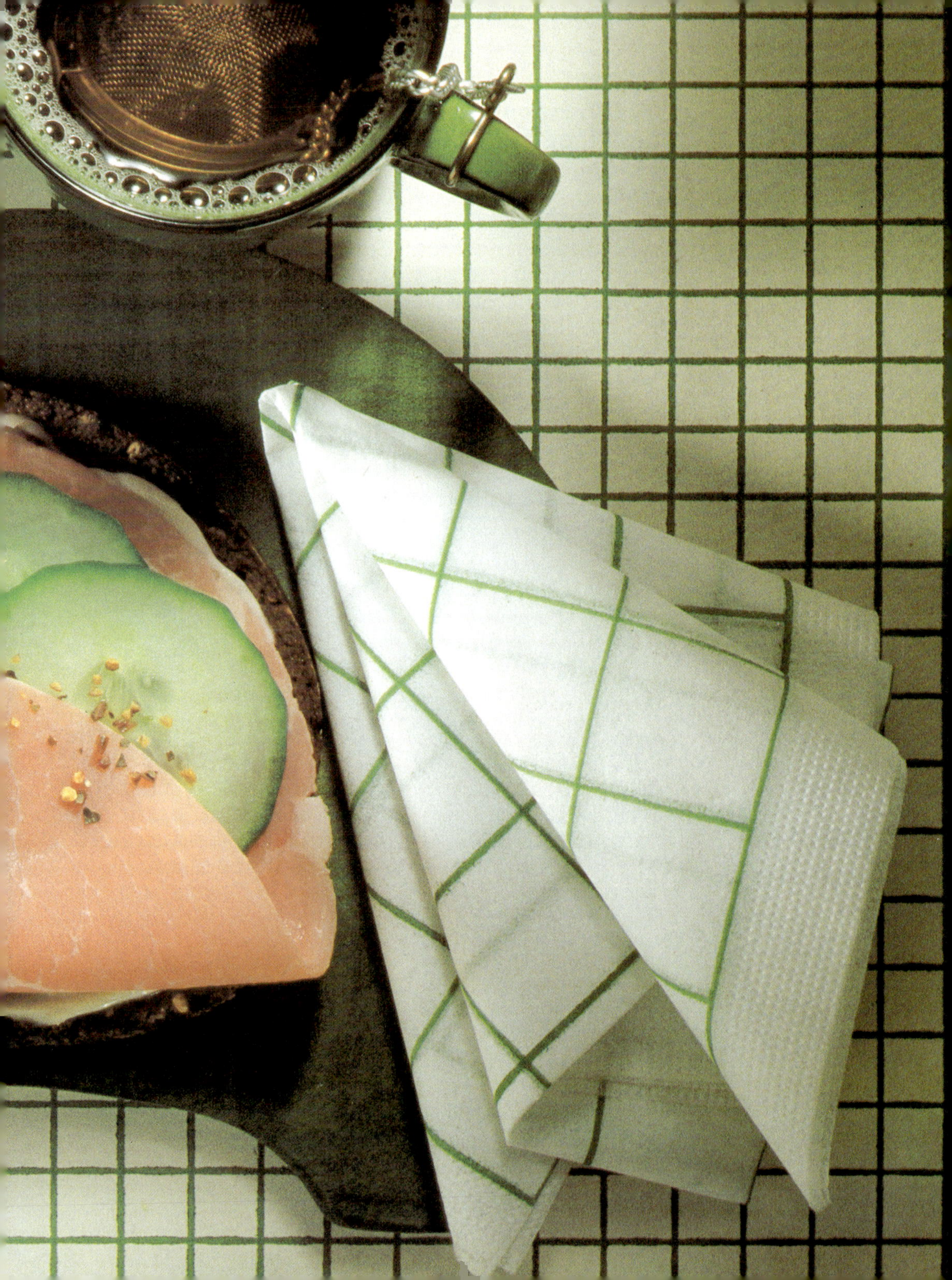

Weißbrot mit Frikadelle

1 Zwiebel, 75 Gramm Beefsteakhack (Tatar), 1 Teel. Weizenkleie, 1 Teel. Wasser, Salz, 2 Teel. Senf, Pfeffer, Petersilie, 1/2 Teel. Butter oder Margarine, 1 Scheibe Weißbrot, einige Salatblätter

Eine halbe Zwiebel in Würfel, die andere Hälfte in Ringe schneiden. Das Beefsteakhack mit Weizenkleie, kaltem Wasser, Salz, einem Teelöffel Senf, Pfeffer, gehackter Petersilie und Zwiebelwürfeln vermengen. Eine flache Frikadelle formen. Butter oder Margarine in einer beschichteten Pfanne erhitzen. Die Frikadelle und die Zwiebelringe darin braten und abkühlen lassen. Das Weißbrot mit Senf bestreichen und mit Salatblättern belegen. Die Frikadelle in Scheiben schneiden und auf dem Brot zusammen mit den gebratenen Zwiebelringen verteilen.

Vollkornbrot mit Putenschnitzel

1 Scheibe Vollkornbrot, 1 Teel. Salatcreme, einige Chicoréeblätter, 50 Gramm gebratenes Putenschnitzel, Salz, Curry

Das Vollkornbrot mit Salatcreme bestreichen. Chicoréeblätter und Putenschnitzel in feine Streifen schneiden. Das Brot erst mit Chicoréestreifen, dann mit Putenschnitzel belegen. Mit Salz und Curry würzen.

Toast mit Geflügelleber

50 Gramm Geflügelleber, 1 kleine Zwiebel, 1/2 Apfel, 1/2 Teel. Butter oder Margarine, Salz, Pfeffer, 1 Scheibe Weißbrot, Schnittlauch

Leber und Zwiebel in Streifen, den Apfel schälen und in Scheiben schneiden. In der Butter oder Margarine braten. Mit Salz und Pfeffer würzen. Das Weißbrot toasten und die Leber darauf anrichten. Mit Schnittlauchröllchen bestreuen. Die Leber kann warm oder kalt gegessen werden.

Vollkornbrot mit Pfefferkäse

Auf das Vollkornbrot Tomatenmark streichen und mit Salatblättern belegen. Den Schmelzkäse und grünen Pfeffer verkneten und mit Edelsüß-Paprika würzen. Den Käse auf das Brot streichen.

1 Scheibe Vollkornbrot, 1 Teel. Tomatenmark, einige Salatblätter, 1/2 Ecke Schmelzkäse (30 g, 20 % Fett), 1/2 Teel. grüner Pfeffer, Edelsüß-Paprika

Vollkornbrot mit Butterkäse und Radieschen

(Foto S. 136/137)

Das Vollkornbrot mit Tomatenmark bestreichen. Mit Salatblättern belegen und den Käse darauflegen. Die Radieschen in Scheiben schneiden und darüber verteilen. Mit Salz und Pfeffer würzen und Schnittlauchröllchen obendraufstreuen.

1 Scheibe Vollkornbrot, 1 Teel. Tomatenmark, Salatblätter, 1 Sch. Butterkäse (20 g, 50 % Fett), 6 Radieschen, Salz, Pfeffer, Schnittlauch

Pumpernickel mit Harzer Käse und Zwiebeln

Das Brot mit Salatcreme bestreichen. Den Harzer Käse auf dem Brot verteilen. Mit Kümmel bestreuen. Die Zwiebel hacken und mit Öl, Essig und Pfeffer verrühren, über das Brot geben.

1 Scheibe Pumpernickel, 1 Teel. Salatcreme, 50 Gramm Harzer Käse, Kümmel, 1 Zwiebel, 1/2 Teel. Öl, Essig, Pfeffer

Weißbrot mit Camembert und Tomate

Das Weißbrot toasten und mit Butter oder Margarine bestreichen. Den Camembert in Scheiben schneiden und auf dem Toast verteilen. Die Tomate in dünne Scheiben, die Zwiebel in Ringe schneiden und auf das Brot legen. Mit Salz und frisch gemahlenem Pfeffer würzen.

1 Scheibe Weißbrot, 1 Teel. Butter oder Margarine, 30 Gramm Camembert (45 % Fett), 1 Tomate, 1 kleine Zwiebel, Salz, Pfeffer

Pumpernickel mit Camembert und Preiselbeeren

Den Camembert in Scheiben schneiden und auf dem Pumpernickel verteilen. Mit Petersilie bestreuen und die Preiselbeeren darübergeben.

1 Scheibe Pumpernickel, 30 Gramm Camembert (45 % Fett), Petersilie, 2 Teel. Preiselbeeren

Vollkornbrot mit Emmentaler Käse

Das Vollkornbrot mit einem Teelöffel Senf bestreichen und Salatblätter und Käse darauflegen. Mit Senf bestreichen und mit Schnittlauchröllchen bestreuen.

1 Scheibe Vollkornbrot, 2 Teel. Senf, einige Salatblätter, 1 Scheibe Emmentaler Käse (20 g, 45 % Fett), Schnittlauch

Toast mit Kresseei (Foto)

1 Ei, 1 Scheibe Weißbrot, 1 Teel. Salatcreme, Kresse, Salz

Das Ei wachsweich kochen und pellen. Weißbrot toasten. Mit Salatcreme bestreichen und die Kresse darüberstreuen. Das Ei darauflegen und in der Mitte aufschneiden. Mit Salz würzen.

Knäckebrot mit Gurkenei

1 Ei, 1 Gewürzgurke, Dill, Salz, Pfeffer, 2 Scheiben Knäckebrot, 2 Teel. Tomatenketchup

Das Ei hart kochen und pellen. Ei, Gurke und Dill hacken. Mit Salz und Pfeffer würzen und alles gut miteinander vermengen. Auf die Knäckebrote streichen. Mit Ketchupklecksen und je einem Dillzweig verzieren.

Knäckebrot mit Rührei

1 Ei, Salz, Schnittlauch, 1/2 Teel. Butter oder Margarine, 2 Scheiben Knäckebrot, 1 Teel. Salatcreme, einige Salatblätter

Das Ei mit Salz und Schnittlauchröllchen verquirlen. Butter oder Margarine in einer beschichteten Pfanne erhitzen und das Ei hineingießen. Langsam auf schwacher Hitze stocken lassen, dabei ab und zu umrühren. Die Knäckebrote mit Salatcreme bestreichen. Salatblätter in Streifen schneiden und darauf verteilen. Das Rührei auf die beiden Brote geben. Dieses Gericht können Sie warm und kalt essen.

Toast mit Rührei und Krabben

1 Ei, Salz, 1/2 Teel. Butter oder Margarine, 1 Scheibe Weißbrot, einige Salatblätter, 30 Gramm Krabben ohne Schale, Dill

Das Ei mit Salz verquirlen. Die Butter oder Margarine in einer beschichteten Pfanne erhitzen. Das Ei hineingießen und langsam stocken lassen. Weißbrot toasten und mit Salatblättern belegen. Das Rührei daraufgeben. Die Krabben darüber verteilen und mit gehacktem Dill bestreuen.

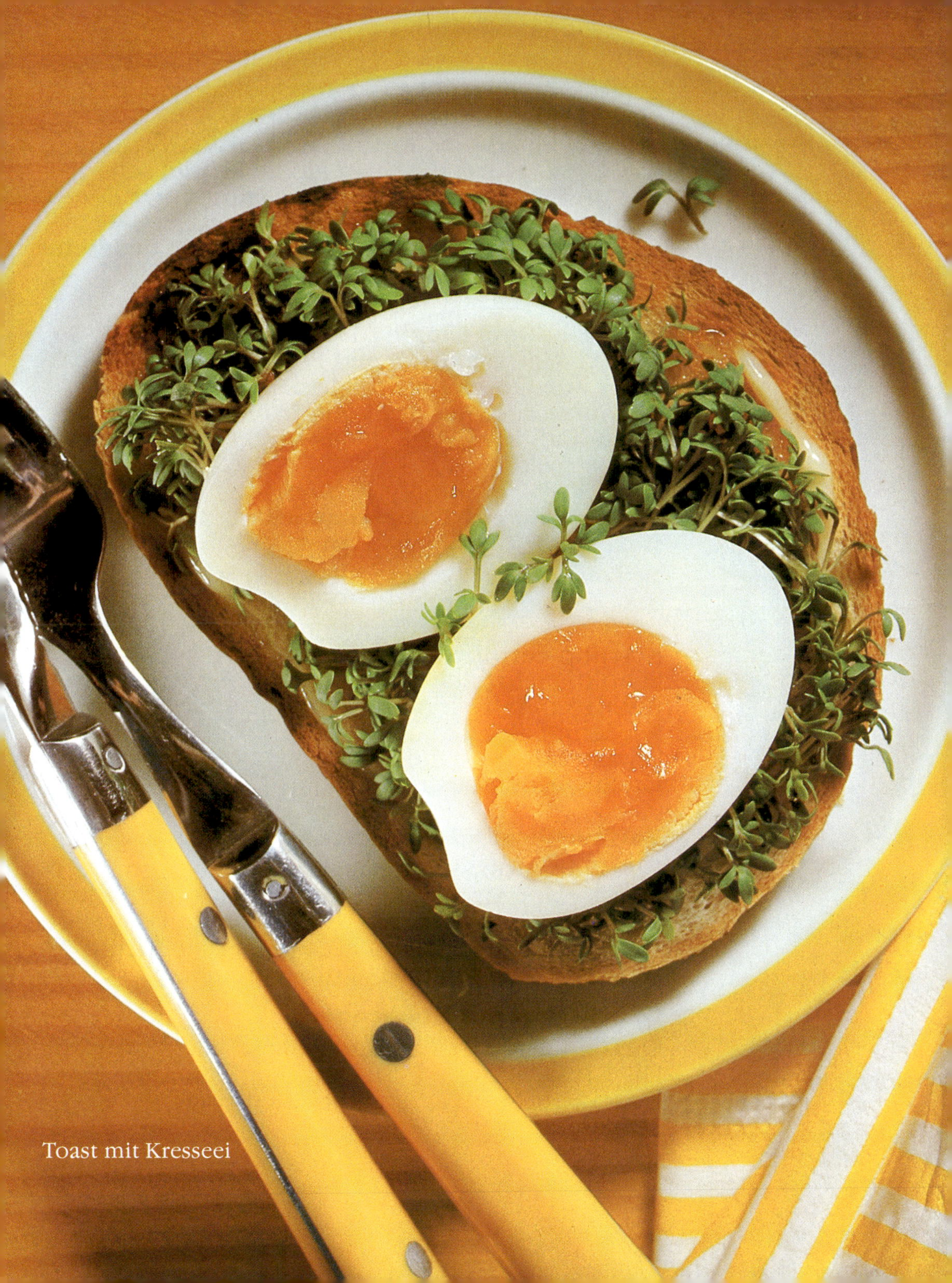
Toast mit Kresseei

Pumpernickel mit Meerrettichquark

1 Eßl Magerquark, 2 Teel. Crème fraîche, 1 Teel. Meerrettich, 1/2 Apfel, Zitronensaft, 1 Scheibe Pumpernickel, Petersilie

Quark, Crème fraîche und Meerrettich verrühren. Den Apfel schälen, in kleine Würfel schneiden, mit Zitronensaft beträufeln und unter den Quark heben. Den Pumpernickel mit dem Meerrettichquark bestreichen. Mit Petersilie verzieren.

Vollkornbrot mit Senfquark

2 Eßl. Magerquark, 1 Teel. Crème fraîche, 2 Teel. Senf, 1 Gewürzgurke, Petersilie, Salz, Pfeffer, 1 Scheibe Vollkornbrot, einige Salatblätter

Den Quark mit Crème fraîche und Senf verrühren. Gewürzgurke und Petersilie hacken und unter den Quark heben. Mit Salz und Pfeffer abschmecken. Auf das Vollkornbrot Salatblätter legen und den Quark darauf verteilen. Mit Petersilie verzieren.

Knäckebrot mit Tomatenquark

2 Tomaten, 3 Eßl. Magerquark, Zitronensaft, Selleriesalz, Pfeffer, 2 Teel. Tomatenketchup, Schnittlauch, 2 Scheiben Knäckebrot, einige Salatblätter

Tomaten halbieren und das Tomateninnere auffangen. Das Tomatenfleisch in Würfel schneiden. Den Quark mit dem Tomateninneren, Zitronensaft, Selleriesalz, Pfeffer und einem Teelöffel Ketchup verrühren. Die Tomatenwürfel und Schnittlauchröllchen unterheben. Knäckebrote mit Ketchup bestreichen. Die Salatblätter in Streifen schneiden, auf den Broten verteilen und den Tomatenquark darüberstreichen. Mit Schnittlauchröllchen bestreuen.

Vollkornbrot mit Paprikaquark

1 Scheibe Vollkornbrot, Salatblätter, 1 Eßl. Magerquark, 1 Teel. Crème fraîche, Salz, Edelsüß-Paprika, 1 Paprikaschote

Das Vollkornbrot mit Salatblättern belegen. Den Quark mit Crème fraîche verrühren, mit Salz und Edelsüß-Paprika würzen. Den Quark auf das Brot streichen. Die Paprikaschote putzen, in kleine Würfel schneiden und darüberstreuen.

Knäckebrot mit Kressequark

4 Eßl. Magerquark, 2 Teel. Crème fraîche, Selleriesalz, 1/2 Schachtel Kresse, 2 Scheiben Knäckebrot

Quark, Crème fraîche und Selleriesalz verrühren. Die Kresse unterheben. Den Quark auf die Knäckebrote streichen. Mit einem Teelöffel Kresseblättchen verzieren.

Apfel im Schlafrock

Den Apfel schälen, das Kerngehäuse mit einem Apfelausstecher herausnehmen und den Apfel in vier Ringe schneiden. Mit Rum und Süßstoff beträufeln, mit Zimt bestreuen und eine Weile ziehen lassen. Das Ei mit Mehl, einer Prise Salz und Wasser verquirlen. Butter oder Margarine in einer beschichteten Pfanne erhitzen. Die Apfelringe zuerst ins Ei tauchen und dann in die Pfanne legen. Das restliche Ei auf die Apfelscheiben gießen. Auf beiden Seiten goldbraun braten.

1 mürber Apfel, 1 Teel. Rum, Süßstoff, Zimt, 1 Ei, 1 Teel. Mehl, Salz, 1 Teel. Wasser, 1 Teel. Butter oder Margarine

Frische Früchte mit Zitronendip

Apfel und Pfirsich in Achtel schneiden und zusammen mit den Erdbeeren auf einer Platte anrichten. Den Quark mit Crème fraîche, Zitronensaft, Zitronenschale, Orangenlikör und Süßstoff verrühren und in ein Schälchen füllen. Mit einer Zitronenscheibe verzieren. Das Schälchen zu den Früchten stellen. Die Früchte beim Essen in den Quark tauchen.

1 Apfel, 1 Pfirsich, 100 Gramm Erdbeeren, 2 Eßl. Magerquark, 1 Teel. Crème fraîche, Zitronensaft, abgeriebene Zitronenschale, 1 Teel. Orangenlikör, Süßstoff, 1 Zitronenscheibe

Mokkaquark

Den Quark mit Sahne cremig rühren und mit Süßstoff süßen. Das Kaffeepulver hineinrühren. Einige Kaffeebohnen oder grob gemahlenen Kaffee darüberstreuen.

1 Paket Magerquark (200 g), 4 Teel. Kaffeesahne, Süßstoff, 2 Teel. Instant-Kaffeepulver, 1 Teel. Kaffeebohnen

Frischkäse mit Erdbeeren (Foto S. 174/175)

Frischkäse, Orangensaft und Orangenschale mit einer Gabel gut mischen. In ein Förmchen füllen und in den Kühlschrank stellen. Die Erdbeeren waschen. Die Hälfte davon halbieren und mit Süßstoff und Orangenlikör beträufeln, die andere Hälfte im Mixer pürieren. Mit Süßstoff abschmekken. Das Förmchen mit dem Frischkäse nach etwa einer Stunde wieder aus dem Kühlschrank nehmen, in heißes Wasser tauchen und auf einen Teller stürzen. Die Erdbeeren und die Erdbeersoße darübergeben.

100 Gramm körniger Frischkäse, 1 Eßl. Orangensaft, 1 Teel. geriebene Orangenschale, 250 Gramm Erdbeeren, Süßstoff, 1 Teel. Orangenlikör

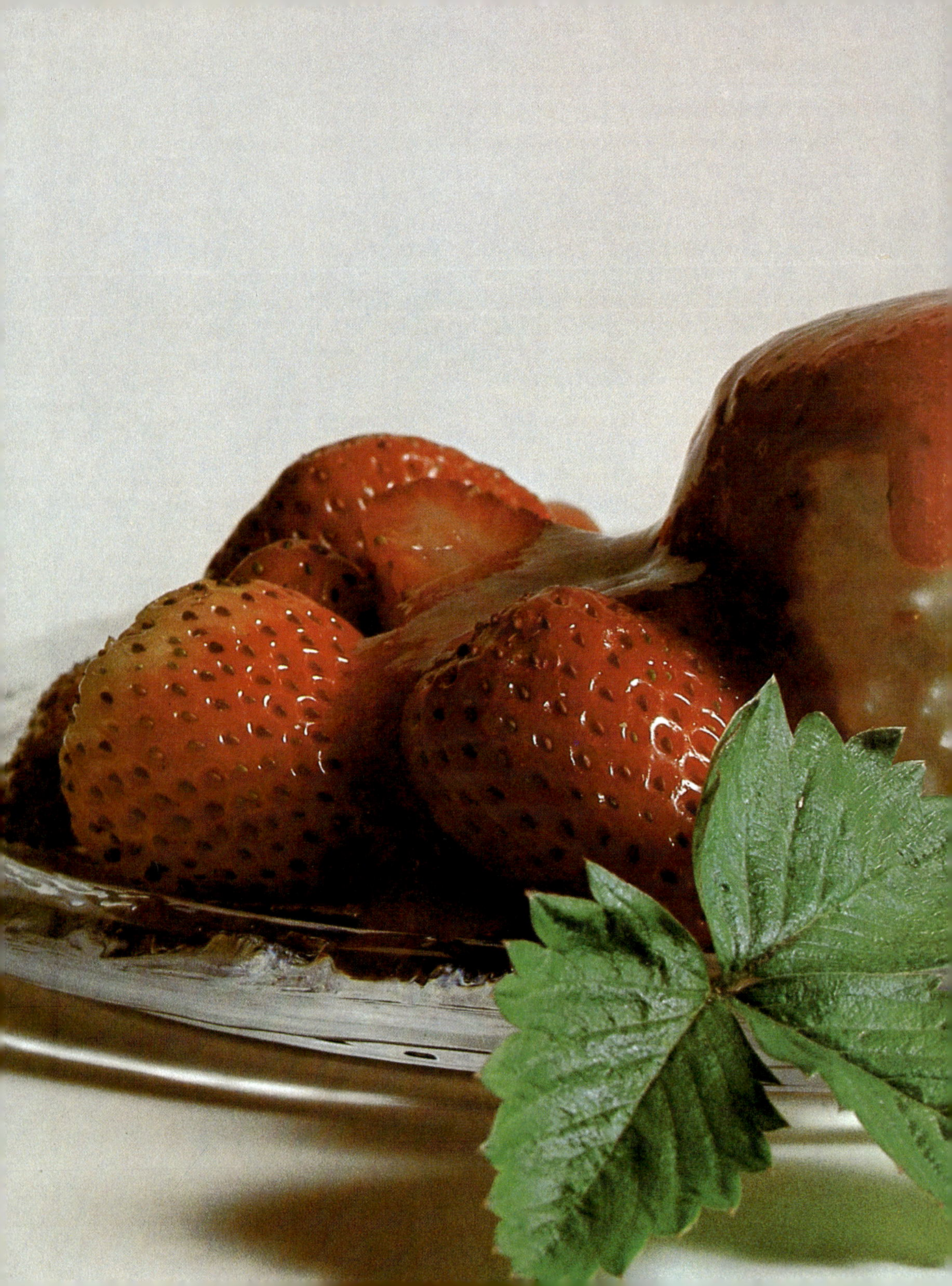

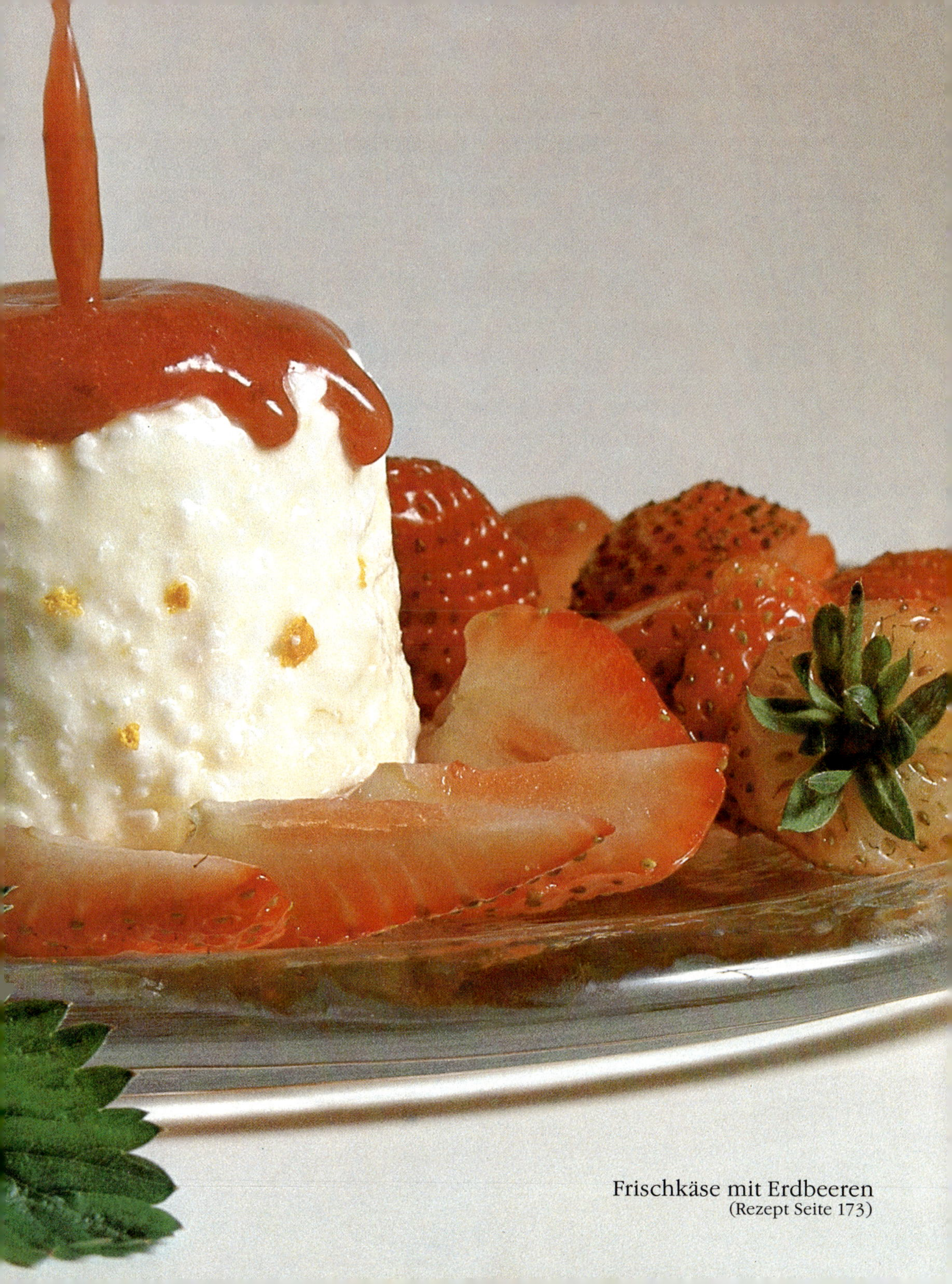

Frischkäse mit Erdbeeren
(Rezept Seite 173)

Omelett mit Johannisbeercreme

75 Gramm rote oder schwarze Johannisbeeren, Süßstoff, 2 Eßl. Magerquark, 1 Teel. Kirschwasser, 1 Ei, 1 Prise Salz, 1 Teel. Wasser, 1/2 Teel. Butter oder Margarine

Eine Hälfte der Johannisbeeren mit einer Gabel zerdrücken und mit Süßstoff und Quark verrühren. Die restlichen Johannisbeeren mit Kirschwasser und Süßstoff beträufeln und unter den Quark heben. Das Ei mit Salz und Wasser verquirlen. Eine beschichtete Pfanne mit Fett auspinseln. Die Eimasse hineingießen und das Omelett goldbraun braten. Auf einen Teller gleiten lassen und mit der Johannisbeercreme füllen.

Orange mit Vanillecreme

1 Orange, Süßstoff, 2 Teel. Maraschino, 1 Teel. gehackte Haselnüsse, 1 Eßl. Magerquark, 2 Teel. Crème fraîche, Vanillearoma

Die Orange schälen, mit einem Sägemesser in dünne Scheiben schneiden, den Saft dabei auffangen. Die Orangenscheiben auf einem Glasteller anrichten. Mit Süßstoff und Maraschino beträufeln und die gehackten Haselnüsse darüberstreuen. Den Quark mit Crème fraîche, Orangensaft, Vanillearoma und Süßstoff verrühren und auf die Orangenscheiben geben.

Schwarzwälder Kirschbecher

3 Eßl. Sauerkirschen (Glas), 1 Teel. Rum, 3 Eßl. Magerquark, 2 Eßl. Kirschsaft, Süßstoff, Vanillearoma, 1/2 Scheibe Pumpernickel

Die Kirschen mit Rum beträufeln und eine Weile ziehen lassen. Den Quark mit Kirschsaft, Süßstoff und Vanillearoma cremig rühren. In ein kelchförmiges Glas zuerst einen Eßlöffel Sauerkirschen füllen. Dann den Quark hineingeben, aber einen halben Eßlöffel zurückbehalten. Den Pumpernickel zerkrümeln und über den Quark streuen. Den restlichen Quark hineinfüllen und mit den übrigen Sauerkirschen verzieren.

Apfelcreme mit Nüssen

100 Gramm Magerquark, 4 Teel. Kaffeesahne, Süßstoff, Zimt, Zitronensaft, 1 Teel. Orangenlikör, 1 Apfel, 1 Eßl. Weißwein, 1 Teel. gehackte Haselnüsse

Den Quark mit Sahne cremig rühren. Mit Süßstoff, Zimt, Zitronensaft und Orangenlikör abschmecken. Den Apfel schälen, entkernen und in Weißwein in einer kleinen Pfanne dünsten. Den Apfel unter den Quark heben. Die Nüsse darüberstreuen.

Erdbeerspeise

Die Erdbeeren zupfen und bis auf einige Früchte zum Verzieren in einem Mixer pürieren. Einen Eßlöffel Erdbeersoße entnehmen. Quark, Crème fraîche, Süßstoff und Vanillepuddingpulver zu den pürierten Erdbeeren in den Mixer geben und noch einmal kurz durchquirlen. Einen Moment warten, bis sich die Creme wieder am Boden des Gefäßes gesammelt hat und dann in eine Glasschale füllen. Mit der restlichen Erdbeersoße und den ganzen Früchten anrichten.

250 Gramm Erdbeeren, 100 Gramm Magerquark, 2 Teel. Crème fraîche, Süßstoff, 1 Teel. Vanillepuddingpulver

Gefüllter Bratapfel

Die Rosinen waschen und mit Nüssen und Rum vermischen, mit Süßstoff beträufeln und eine Weile ziehen lassen. Mit einem Apfelausstecher das Kerngehäuse vom Apfel herausnehmen. Den Apfel auf die Alufolie setzen. Mit der Rosinen-Nuß-Mischung füllen, Butter oder Margarine zugeben und die Alufolie gut schließen. Etwa 30 Minuten im Ofen bei 200 Grad/Gas Stufe 3 braten. Crème fraîche mit Süßstoff und Vanillemark mischen und über den heißen Apfel geben.

1 Teel. Rosinen, 1 Teel. gehackte Haselnüsse, 1 Teel. Rum, Süßstoff, 1 Apfel, 1 Stück Alufolie, 1 Teel. Butter oder Margarine, 4 Teel. Crème fraîche, Vanille

Rote Grütze mit Crème fraîche

Kirschen entsteinen und Johannisbeeren abzupfen. Jeweils eine Hälfte der Früchte in einen Topf geben und mit Süßstoff süßen. Eine Tasse Wasser zugießen und 15 Minuten auf schwacher Hitze kochen. Die Früchte durch ein Sieb streichen und den Saft zurück in den Topf gießen. Die restlichen Früchte zufügen. Vanillestange aufschneiden und zu den Früchten tun. Nach dem Kochen wieder herausnehmen. Die Früchte fünf Minuten mit Deckel auf schwacher Hitze kochen. Die Weizenstärke mit einer halben Tasse kaltem Wasser verrühren und unter Rühren zugießen. Kurz aufkochen, in eine Schale füllen und im Kühlschrank abkühlen lassen. Mit Crème fraîche anrichten.

100 Gramm Schattenmorellen, 100 Gramm rote Johannisbeeren, 100 Gramm Himbeeren, Süßstoff, 1 1/2 Tassen Wasser, 1 Vanillestange, 2 Teel. Weizenstärke, 2 Teel. Crème fraîche

4

Zwischenmahlzeiten mit 100 Kalorien

Von diesen Zwischenmahlzeiten dürfen Sie sich jeden Tag gleich zweimal etwas genehmigen. Am besten vormittags und nachmittags. Jede Zwischenmahlzeit hat nicht mehr als 100 Kalorien. Es gibt Salate, belegte Brote, warme Suppen und viele Süßspeisen – alles, was Ihren Heißhunger schnell stillt.

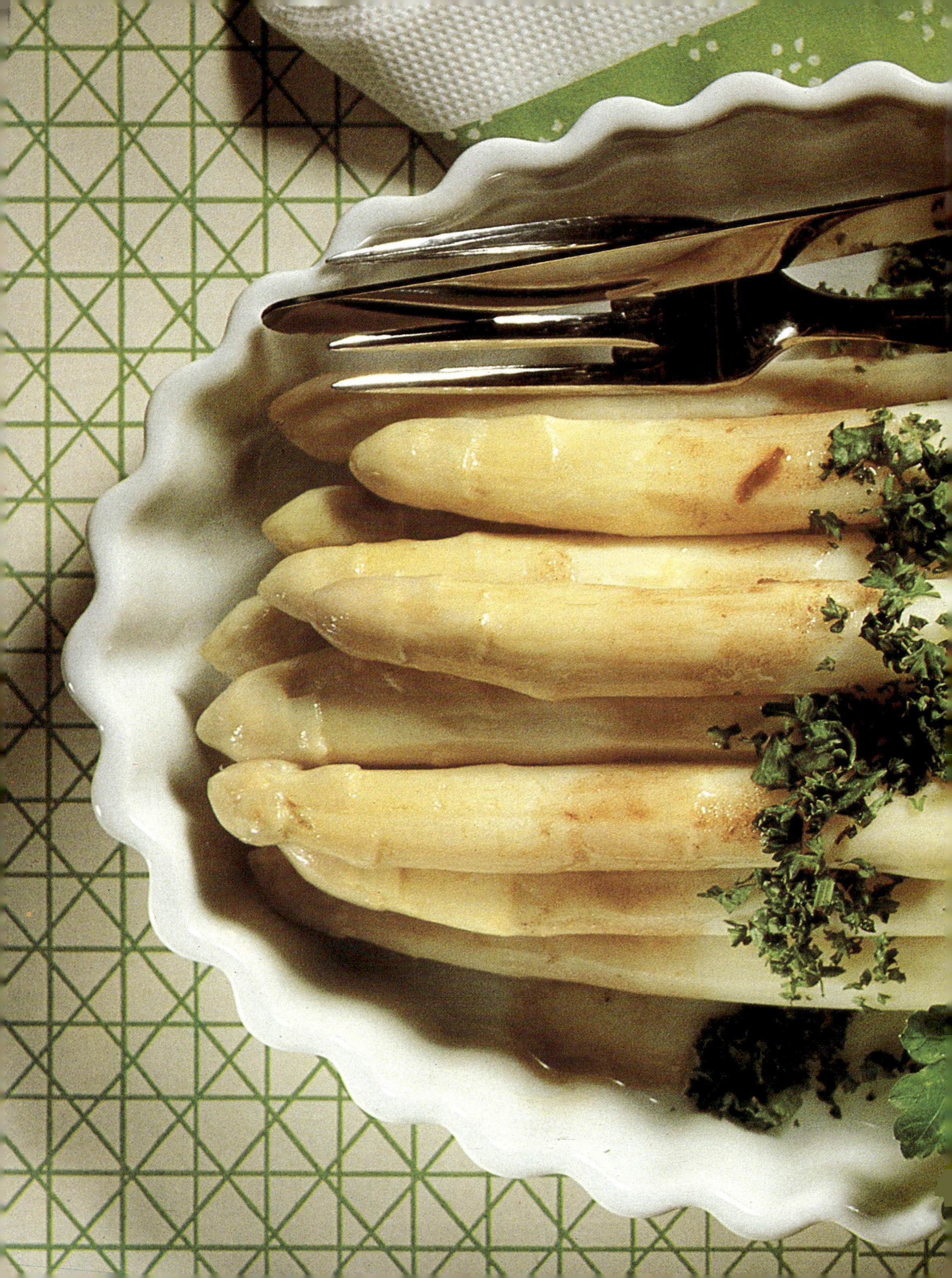

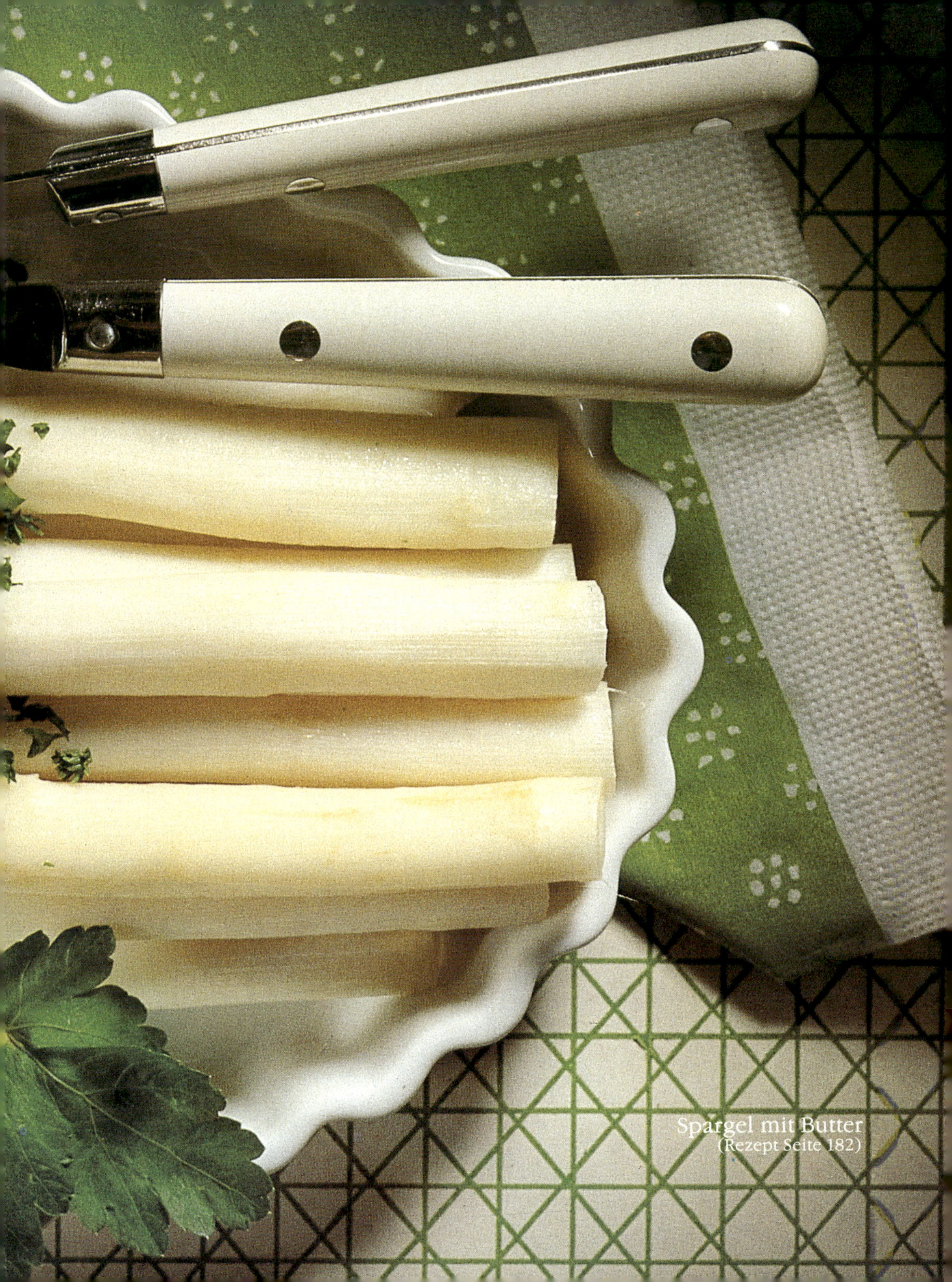

Spargel mit Butter
(Rezept Seite 182)

Spargel mit Butter (Foto S. 180/181)

300 Gramm Spargel, Salz, Süßstoff, Petersilie, 1 1/2 Teel. Butter

Den Spargel schälen und in Salzwasser mit Süßstoff garen. Mit gehackter Petersilie bestreuen. Die Butter in einer Pfanne bräunen und über den Spargel gießen.

Käsekartoffeln

1 mittelgroße, gekochte Kartoffel, 1/2 Teel. Butter oder Margarine, Salz, Pfeffer, Thymian, Petersilie, 1 Teel. geriebener Käse (5 g, 45 % Fett)

Die Kartoffel pellen und in Scheiben schneiden. Butter oder Margarine in einer beschichteten Pfanne erhitzen. Die Kartoffelscheiben hineinlegen. Mit Salz, Pfeffer, Thymian, gehackter Petersilie und Käse bestreuen. Zugedeckt auf schwacher Hitze braten, bis der Käse geschmolzen ist.

Gebackene Kartoffel mit Quark

1 mittelgroße Kartoffel, 1 Stück Alufolie, 1 Eßl. Magerquark, 1 Teel. Crème fraîche, Salz, 1 Knoblauchzehe, Schnittlauch

Die Kartoffel gründlich waschen, in Alufolie wickeln und 45 Minuten im Ofen bei 200 Grad/ Gas Stufe 3 backen. Den Quark mit Crème fraîche, Salz, zerdrücktem Knoblauch und Schnittlauchröllchen verrühren. Die Kartoffel kreuzweise aufschneiden, etwas auseinanderdrücken und den Quark hineinfüllen.

Pilzpfanne

1 Zwiebel, 1/2 Teel. Butter oder Margarine, 100 Gramm Champignons, Salz, Pfeffer, Zitronensaft, 2 Eßl. gekochter Reis

Die Zwiebel hacken und in Butter oder Margarine in einer beschichteten Pfanne glasig dünsten. Die Champignons putzen, blättrig schneiden und zugeben. Mit Salz, Pfeffer und Zitronensaft würzen. Den Reis unterheben und miterwärmen.

Tomaten mit Käse

2 Tomaten, Salz, Pfeffer, Oregano, 1 1/2 Eßl. geriebener Käse (15 g, 45 % Fett), 1/2 Teel. Butter oder Margarine

Die Tomaten kreuzweise einschneiden. Mit Salz, Pfeffer und Oregano würzen. Käse darüberstreuen. Butter oder Margarine in einer beschichteten Pfanne erhitzen. Die Tomaten darin auf schwacher Hitze mit Deckel schmoren.

Champignons mit Toast

Champignons putzen, blättrig schneiden. Die Zwiebel hacken. Butter oder Margarine in einer beschichteten Pfanne erhitzen. Die Zwiebeln darin glasig dünsten. Champignons zugeben. Mit Salz, Pfeffer und Zitronensaft würzen. Mit Schnittlauchröllchen bestreuen. Dazu gibt es getoastetes Weißbrot.

200 Gramm Champignons, 1 Zwiebel, 1/2 Teel. Butter oder Margarine, Salz, Pfeffer, Zitronensaft, Schnittlauch, 1/2 Scheibe Weißbrot oder 1 Scheibe Meterbrot

Spinat mit Käse

Den Spinat auftauen und abtropfen lassen, mit einer Gabel auflockern. Die Knoblauchzehe hacken und in der Butter oder Margarine in einer beschichteten Pfanne braten. Den Spinat zugeben und erwärmen. Mit Salz und Pfeffer würzen, mit Käse bestreuen.

150 Gramm TK-Blattspinat, 1 Knoblauchzehe, 1/2 Teel. Butter oder Margarine, Salz, Pfeffer, 1 Eßl. geriebener Käse (10 g, 45 % Fett)

Brokkoli mit Corned beef

Butter oder Margarine in einer beschichteten Pfanne erhitzen. Den Brokkoli darin erwärmen, mit Salz, Pfeffer und Muskat würzen. Das Corned beef würfeln und untermengen.

1/2 Teel. Butter oder Margarine, 150 Gramm TK-Brokkoli, Salz, Pfeffer, Muskat, 1 Scheibe Corned beef (20 g)

Leber mit Zwiebel

Butter oder Margarine in einer beschichteten Pfanne erhitzen. Die Zwiebel in Ringe schneiden und darin bräunen. Die Leber kurz braten. Mit Salz und Pfeffer würzen. Dieses Gericht können Sie kalt und warm essen.

1/2 Teel. Butter oder Margarine, 1 Zwiebel, 50 Gramm Leber, Salz, Pfeffer

Brühe mit Butterbrot

Die Brühe erhitzen. Das Vollkornbrot mit Butter oder Margarine bestreichen, zur Brühe essen.

2 Tassen Brühe (Instant), 1/2 Scheibe Vollkornbrot, 1/2 Teel. Butter oder Margarine

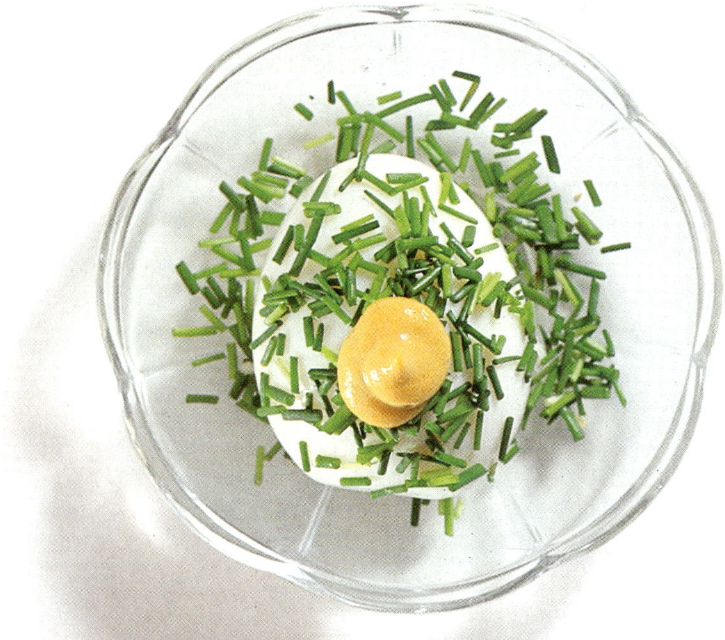

Schnittlauchei im Glas

1 Ei, 1 Teel. Senf, Salz, Pfeffer, Schnittlauch

Das Ei wachsweich kochen, pellen und in ein Glas geben. Den Senf zufügen und mit Salz, Pfeffer und Schnittlauchröllchen bestreuen.

Brühe mit Reis und Champignons

2 Tassen Brühe (Instant), 2 Eßl. gekochter Reis, 100 Gramm Champignons, Schnittlauch

Die Brühe mit dem Reis erhitzen. Die Champignons putzen, in Scheiben schneiden und zugeben. Mit Schnittlauchröllchen bestreuen.

Gebratenes Putenschnitzel

1/2 Teel. Butter oder Margarine, 75 Gramm Putenschnitzel, 1 Tomate, Salz, Pfeffer, Thymian

Butter oder Margarine in einer beschichteten Pfanne erhitzen. Das Putenschnitzel darin braten. Die Tomate achteln, am Pfannenrand mitschmoren. Mit Salz, Pfeffer und Thymian würzen. Die Tomate auf dem Schnitzel anrichten.

Nudelsuppe mit Porree und Schinken

Die Nudeln in Brühe fünf Minuten auf schwacher Hitze kochen. Den Porree in dünne Ringe und den Schinken in feine Streifen schneiden und zugeben. Zwei Minuten in der heißen Brühe miterwärmen.

1 Eßl. Fadennudeln (10 g), 2 Tassen Brühe (Instant), 1 kleines Stück Porree (10 g) oder 2 Eßl. Schnittlauch, 1 Scheibe gekochter Schinken (20 g)

Tomatensuppe

Das Öl in einem Topf erhitzen. Die Zwiebel würfeln und darin glasig dünsten. Die Tomaten kleinschneiden und mit dem Gemüsewasser zugeben. Mit Salz, Pfeffer, Oregano und Tomatenmark abschmecken. Mit gehackter Petersilie und Crème fraîche anrichten.

1/2 Teel. Öl, 1 kleine Zwiebel, 1 kleine Dose geschälte Tomaten (230 g), Salz, Pfeffer, Oregano, 2 Teel. Tomatenmark, Petersilie, 1 Teel. Crème fraîche

Kartoffelsuppe

Die Kartoffel schälen und in Würfel schneiden. Butter oder Margarine in einem kleinen Topf erhitzen. Die Kartoffelwürfel darin anbraten. Mit der Brühe auffüllen. 20 Minuten auf schwacher Hitze kochen. Den Porree in Ringe schneiden und die letzten fünf Minuten mitgaren. Mit Selleriesalz und Pfeffer würzen.

1 mittelgroße Kartoffel, 1/2 Teel. Butter oder Margarine, 2 Tassen Brühe (Instant), 1 Stück Porree (10 g), Selleriesalz, Pfeffer

Heißes Knoblauchbrot

Das Weißbrot toasten. Mit frischem Knoblauch einreiben und Butter oder Margarine daraufstreichen. Wenn Sie Gäste haben und mehr Knoblauchbrot brauchen, dann bestreichen Sie die Brote besser mit Knoblauchbutter und legen sie kurz unter den Grill.

1 Scheibe knuspriges Weißbrot oder 2 Scheiben Meterbrot, 1 Knoblauchzehe, 1 Teel. Butter oder Margarine

Tomatentoast

Das Brot in einer beschichteten Pfanne auf beiden Seiten rösten. Mit Tomatenscheiben belegen. Mit Salz, Pfeffer, Basilikum und Käse bestreuen. Mit Deckel auf schwacher Hitze rösten, bis der Käse geschmolzen ist.

1 Scheibe Weißbrot, 1 Tomate, Salz, Pfeffer, Basilikum, 1 Teel. geriebener Käse (5 g, 45 % Fett)

Gurkensalat

200 Gramm Gurke, 2 Eßl. Magerquark, 4 Teel. Kaffeesahne, Zitronensaft, Salz, Pfeffer, Süßstoff, Dill

Die Gurke schälen und in Scheiben schneiden. Aus Quark, Sahne, Zitronensaft, Salz, Pfeffer und Süßstoff eine Soße zubereiten und über den Gurkensalat gießen. Mit Dill bestreuen.

Tomatensalat

4 Tomaten, 1 Teel. Öl, Zitronensaft, 1 Eßl. Wasser, Salz, Pfeffer, 1 Zwiebel

Die Tomaten in Scheiben schneiden. Aus Öl, Zitronensaft, Wasser, Salz, Pfeffer und gewürfelter Zwiebel eine Soße zubereiten und über den Tomatensalat gießen.

Grüner Salat

1 große Portion Kopfsalat, 2 Eßl. Magerquark, 3 Teel. Crème fraîche, Zitronensaft, Salz, Süßstoff, Schnittlauch

Den Salat zerpflücken. Quark mit Crème fraîche, Zitronensaft, Salz, Süßstoff und Schnittlauchröllchen verrühren und über den Salat gießen.

Gemischter Salat

1 Portion Kopfsalat, 1 Paprikaschote, 1 Tomate, 1 Zwiebel, 1 Teel. Öl, Zitronensaft, 1 Eßl. Wasser, Salz, Pfeffer

Salatblätter zerpflücken. Die Paprikaschote putzen und in Streifen schneiden. Tomate achteln, Zwiebel in Ringe schneiden. Alles vermengen und mit einer Soße aus Öl, Zitronensaft, Wasser, Salz und Pfeffer zubereiten.

Paprikasalat

2 Paprikaschoten, 1/2 Teel. Öl, Zitronensaft, 1 Eßl. Wasser, Salz, Pfeffer, Süßstoff, 1 Zwiebel

Die Paprikaschoten putzen und in Streifen schneiden. Aus Öl, Zitronensaft, Wasser, Salz, Pfeffer, Süßstoff und gehackter Zwiebel eine Soße zubereiten und über den Paprika gießen.

Blumenkohlsalat

200 Gramm gekochter Blumenkohl, 1 Teel. Öl, Zitronensaft, Salz, Pfeffer, Petersilie

Den Blumenkohl in Röschen teilen. Mit einer Soße aus Öl, Zitronensaft, Salz, Pfeffer und gehackter Petersilie übergießen. Die Soße eventuell mit etwas Wasser strecken.

Tomatenquark

1 Tomate, 3 Eßl. Magerquark, 1 Teel. Crème fraîche, Zitronensaft, Salz, Pfeffer, Süßstoff, Petersilie

Die Tomate halbieren. Das Tomateninnere mit Quark, Crème fraîche, Zitronensaft, Salz, Pfeffer und Süßstoff verrühren. Die Petersilie hacken, die Tomatenhälften würfeln und unterheben.

Frischkäse mit Chicorée

Den Frischkäse mit Salz, Pfeffer, Edelsüß-Paprika und geriebener Zwiebel vermengen. Den Chicorée in Streifen schneiden und unterheben.

1/2 Becher körniger Frischkäse (100 g), Salz, Pfeffer, Edelsüß-Paprika, 1/2 Zwiebel, einige Chicoréeblätter

Quarkcreme mit Paprikaschote

Den Quark mit Joghurt, Crème fraîche, Salz, Pfeffer und geriebener Zwiebel verrühren. Die Paprikaschote putzen und in kleine Würfel schneiden. Die Paprikawürfel unterheben.

1 Eßl. Magerquark, 1/2 Becher Magermilchjoghurt (75 g), 1 Teel. Crème fraîche, Salz, Pfeffer, 1 Zwiebel, 1 Paprikaschote

Gurkenkaltschale

Den Joghurt mit Crème fraîche, Salz, Pfeffer, zerdrückter Knoblauchzehe und gehacktem Dill verrühren. Die Gurke schälen, raspeln und unterheben.

1 Becher Magermilchjoghurt (150 g), 2 Teel. Crème fraîche, Salz, Pfeffer, 1 Knoblauchzehe, Dill, 100 Gramm Gurke

Knäckebrot mit Tatar

Das Beefsteakhack mit Kapern, Salz, Pfeffer und geriebener Zwiebel vermengen und auf das Knäckebrot streichen.

50 Gramm Beefsteakhack (Tatar), 1 Teel. Kapern, Salz, Pfeffer, 1 kleine Zwiebel, 1 Scheibe Knäckebrot

Vollkornbrot mit magerem Aufschnitt

Das Vollkornbrot mit Salatcreme bestreichen, mit einem Salatblatt und dem Aufschnitt belegen.

1/2 Sch. Vollkornbrot, 1/2 Teel. Salatcreme, 1 Salatblatt, 1 Sch. Aufschnitt (20 g)

Butterbrot mit Tomate

Das Vollkornbrot mit Butter oder Margarine bestreichen. Dazu eine Tomate mit Salz und Pfeffer.

1/2 Scheibe Vollkornbrot, 1 Teel. Butter oder Margarine, 1 Tomate, Salz, Pfeffer

Knäckebrot mit Leberwurst

Das Knäckebrot mit Leberwurst bestreichen und mit Schnittlauchröllchen bestreuen.

1 Scheibe Knäckebrot, 2 Teel. magere Leberwurst, Schnittlauch

Knäckebrot mit Schmelzkäse

Das Knäckebrot mit Schmelzkäse bestreichen und mit gehackter Petersilie bestreuen.

1 Scheibe Knäckebrot, 1/2 Ecke Schmelzkäse (30 g, 20 % Fett), Petersilie

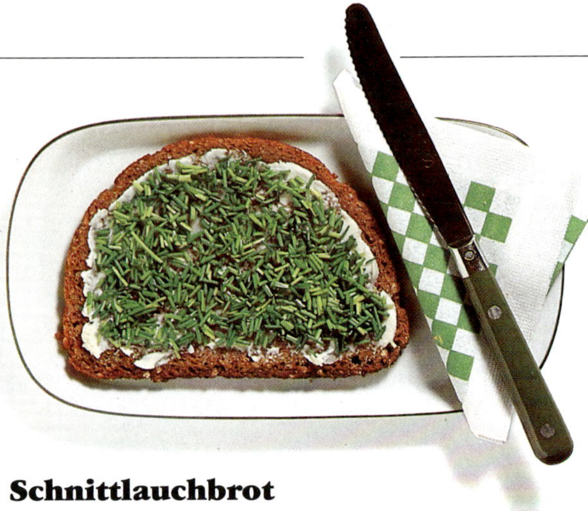

Schnittlauchbrot

1/2 Scheibe Vollkornbrot, 1 Teel. Butter oder Margarine, Schnittlauch

Das Vollkornbrot mit Butter oder Margarine bestreichen und mit Schnittlauchröllchen bestreuen.

Knäckebrot mit Harzer Käse

1 Scheibe Knäckebrot, 1 Teel. Senf, 30 Gramm Harzer Käse, 1/2 Zwiebel

Das Knäckebrot mit Senf bestreichen. Den Harzer Käse in dünne Scheiben schneiden und auf dem Brot verteilen. Mit gehackter Zwiebel bestreuen.

Weißbrot mit Gurke

1 Scheibe Weißbrot, 1 Teel. Salatcreme, 50 Gramm Gurke o. 1/2 Bund Radieschen, Salz, Pfeffer, Petersilie

Das Weißbrot mit Salatcreme bestreichen. Die Gurke schälen und in dünne Scheiben schneiden. Auf dem Brot verteilen, mit Salz, Pfeffer und gehackter Petersilie bestreuen.

Geputztes Gemüse

350 g Blumenkohl, 1 Kilogramm Gurke, 400 g Kohlrabi, 300 g Möhren, 350 g Paprikaschote, 500 g Radieschen, 500 g Rettich, 400 g Sauerkraut, 500 g Tomaten

Als Zwischenmahlzeit können Sie auch rohes Gemüse essen. Hier nennen wir Ihnen eine ganze Reihe von kalorienarmen Gemüsesorten. Die Mengen nach dem Putzen abwiegen. Sie können auch eine Kombination von zwei bis drei Gemüsesorten essen – wie zum Beispiel 500 Gramm Gurke und 150 Gramm Möhren und so weiter.

Obstsalat

Kiwi schälen und in Scheiben schneiden. Die Himbeeren verlesen. Beides vermengen und mit Orangenlikör beträufeln. Crème fraîche mit Vanille verrühren, mit Süßstoff süßen und auf das Obst geben.

1 Kiwi, 100 Gramm Himbeeren, 1 Teel. Orangenlikör, 1 Teel. Crème fraîche, Vanillearoma, Süßstoff

Apfelmus mit Nußsahne

Das Apfelmus in ein Glasschälchen füllen. Crème fraîche mit einem Teelöffel vorsichtig hineinrühren, daß sie sich kreisförmig durch das Apfelmus zieht. Mit Haselnüssen bestreuen.

3 Eßl. Apfelmus (Glas), 1 Teel. Crème fraîche, 1/2 Teel. gehackte Haselnüsse

Birne mit Himbeersoße

Die Birnenhälften in ein Schälchen legen. Himbeermarmelade mit warmem Wasser verrühren und über die Birnenhälften gießen. Sie können aber auch frische Himbeeren pürieren und mit Süßstoff süßen.

2 halbe Birnen (Glas), 1 Teel. Himbeermarmelade und 2 Teel. Wasser oder 50 Gramm frische oder TK-Himbeeren und Süßstoff

Obst

Frische Früchte eignen sich gut als Zwischenmahlzeit. Hier nennen wir Ihnen eine ganze Reihe Obstsorten und die Mengen, die etwa 100 Kalorien entsprechen. Es ist auch eine Kombination von verschiedenen Sorten erlaubt, wie zum Beispiel ein Apfel und eine Birne und so weiter.

2 Äpfel, 200 g Aprikosen, 1 Banane, 2 Birnen, 150 g Blaubeeren, 200 g Brombeeren, 250 g Erdbeeren, 300 g Grapefruit, 250 g Himbeeren, 200 g Johannisbeeren, 4 kleine Mandarinen, 150 g Mirabellen, 1 Orange, 1 Pfirsich, 150 g Pflaumen, 150 g Sauerkirschen, 150 g Süßkirschen, 250 g Stachelbeeren, 150 g Weintrauben

Birne mit Schokoladenraspel

1 Birne oder 2 halbe Birnen (Glas), Süßstoff, 2 Stückchen Schokolade

Die Birne schälen, halbieren und das Kerngehäuse herausschneiden. Die Hälften in wenig Wasser mit Süßstoff dünsten und in eine Glasschale legen. Die Schokolade raspeln und über die Birnenhälften streuen.

Kirschkompott

3 Eßl. Sauerkirschen (Glas), 2 Teel. Crème fraîche, 1 Teel. Kirschwasser, Vanillearoma, Süßstoff

Die Sauerkirschen in ein Schälchen füllen. Crème fraîche mit Kirschwasser, Vanille und Süßstoff verrühren und über die Kirschen geben.

Kirschzwieback

2 Eßl. Sauerkirschen (Glas), 1 Teel. Rum, Süßstoff, 1 Zwieback

Die Kirschen mit Rum und Süßstoff beträufeln und zusammen mit etwas Kirschsaft auf einen Zwieback geben. Den Zwieback gut durchtränken lassen.

Honigzwieback

1 Zwieback, 1 Teel. Butter oder Margarine, 1/2 Teel. Honig

Den Zwieback mit Butter oder Margarine bestreichen. Mit dem Honig beträufeln.

Knäckebrot mit Kirschquark

1 Eßl. Magerquark, 1 Teel. Kaffeesahne, Süßstoff, 1 Scheibe Knäckebrot, 1 Eßl. Sauerkirschen (Glas)

Den Quark mit der Sahne, etwas Kirschsaft und Süßstoff verrühren und auf das Knäckebrot streichen. Die Sauerkirschen auf dem Brot verteilen.

Knäckebrot mit Bananencreme

1/2 Banane, 1 Eßl. Magerquark, Zitronensaft, Süßstoff, 1 Scheibe Knäckebrot

Von der Banane drei Scheiben zum Verzieren abschneiden, den Rest mit einer Gabel zerdrükken. Mit Quark, Zitronensaft und Süßstoff cremig rühren und auf das Knäckebrot streichen. Die Bananenscheiben obendrauflegen.

Knäckebrot mit Johannisbeergelee

1 Scheibe Knäckebrot, 1 Teel. Butter oder Margarine, 1 Teel. Johannisbeergelee

Das Knäckebrot mit Butter oder Margarine bestreichen. Das Johannisbeergelee darauf verteilen.

Quarkspeise

1/2 Becher Magerquark (100 g)

oder 2 Eßl. Magerquark u. 2 Teel. Crème fraîche

oder 2 Eßl. Magerquark u. 4 Teel. Kaffeesahne

oder 1/2 Becher körniger Frischkäse (100 g)

Süßstoff

Quark mit Süßstoff süßen, den gewünschten Zusatz zufügen und alles mit dem Schneebesen oder dem elektrischen Handrührer cremig quirlen. (Der pure Magerquark wird cremiger, wenn man ihm einen Schuß Mineralwasser zusetzt, und er schmeckt besser, wenn man ihm etwas Zitronensaft und Vanille beimischt.) Sie können verschiedene Zusätze unterrühren, wie zum Beispiel: 1 Teel. Instant-Kakaopulver, 1 Teel. Instant-Kaffeepulver, 1 Messersp. Zimt, 1 Messersp. Ingwer, 1 Eßl. Zitronensaft, 2 Eßl. Orangensaft, 2 Eßl. Fruchtsaft.

Joghurt mit Früchten

1 Becher Magermilchjoghurt (150 g)

oder 1/2 Becher Magermilchjoghurt u. 2 Teel. Crème fraîche

oder 1/2 Becher Vollmilchjoghurt (75 g)

Süßstoff, evtl. Zitronensaft, Vanillearoma

Den Joghurt mit Süßstoff süßen und kräftig mit dem Schneebesen aufschlagen. Die gewählten Früchte kleinschneiden und unterheben. (Der Joghurt schmeckt würziger, wenn man ihm etwas Zitronensaft und Vanille zusetzt.) Zusätze: 1 Apfel, 1 Birne, 1 Pfirsich, 1/2 Pfirsich (Dose), 2 Mandarinen, 1/2 Orange, 1/2 Banane, 1/2 Grapefruit, 1 1/2 Scheiben Ananas (Dose), 100 g Aprikosen, 100 g Brombeeren, 100 g Erdbeeren, 75 g Blaubeeren, 100 g Himbeeren, 100 g Johannisbeeren, 75 g süße oder saure Kirschen. Sie können die Früchte auch kombinieren, wie zum Beispiel einen halben Apfel mit einer viertel Banane.

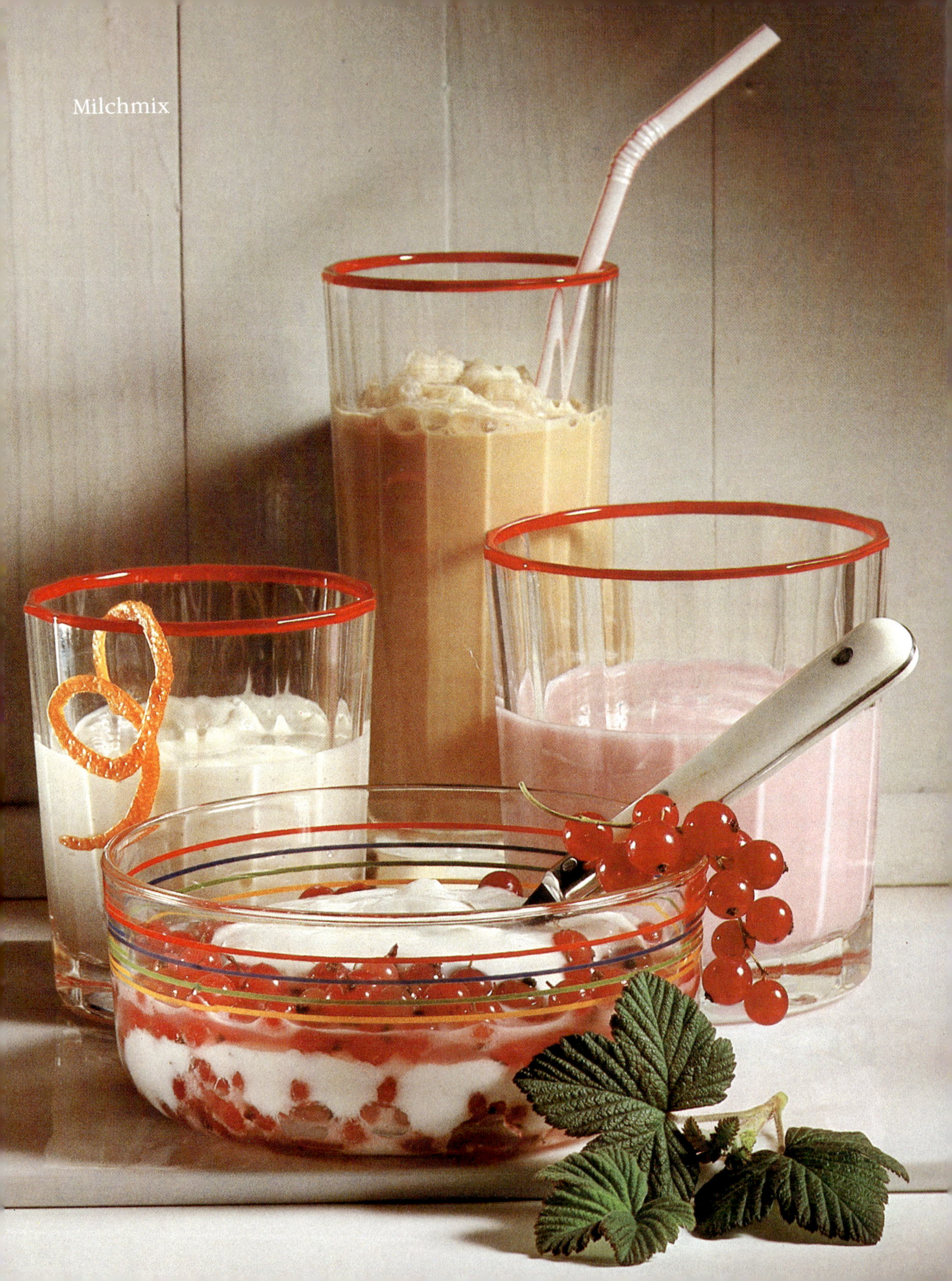

Milchmix

Milchmix (Foto)

Die Milch mit Süßstoff süßen. Den gewünschten Zusatz – zum Beispiel Zitronensaft, Zimt oder Instant-Kakaopulver – zufügen. Mit Schneebesen, elektrischem Handrührer oder im Mixer verquirlen. Zusätze: 1 Teel. Instant-Kakaopulver, 1 Teel. Instant-Kaffeepulver, 1 Msp. Muskat, 1 Msp. Zimt, 1 Msp. Ingwer, 1 Eßl. Zitronensaft, 2 Eßl. Orangensaft, 2 Eßl. Fruchtsaft. Wer will, kann die Zusätze auch kombinieren, wie zum Beispiel einen halben Teelöffel Instant-Kakaopulver mit einem halben Teelöffel Instant-Kaffeepulver und so weiter.

1/4 l Magermilch (0,3 % Fett)

oder 1/8 l Trinkmilch (3,5 % Fett)

oder 1/4 l Buttermilch

oder 1 Becher Dickmilch (200 g)

Süßstoff

Milchgetränke

Wenn's schnell gehen soll, und Sie sich kein Milchmixgetränk machen wollen, können Sie die Milch auch pur trinken. Die angegebenen Mengen entsprechen etwa 100 Kalorien.

1/8 Liter Trinkmilch, 1/4 Liter Magermilch, 1/4 Liter Buttermilch, 200 Gramm Dickmilch

Säfte

Wenn Sie lieber zwischendurch etwas trinken möchten, können Sie Saft trinken. Die angegebenen Mengen entsprechen etwa 100 Kalorien.

200 ml Apfelsaft, 300 ml Grapefruitsaft, 200 ml Johannisbeersaft, 200 ml Orangensaft, 500 ml Tomatensaft, 150 ml Traubensaft

Alkoholische Getränke

Wer auf sein Glas Bier zum Abendessen wirklich nicht verzichten kann, muß eine Zwischenmahlzeit auslassen. Hier geben wir Ihnen die Werte für Bier, Wein und Sekt an. Harte Getränke sind bei der Diät nicht erlaubt, höchstens teelöffelweise in dem einen oder anderen Gericht, um den Geschmack zu verbessern.

200 ml Apfelwein, 200 ml Bier, 200 ml Malzbier, 200 ml Weizenbier, 150 ml leichter Rotwein, 150 ml Weißwein, 125 ml Sekt

Frühstück mit 200 Kalorien

Mittagessen mit 400 Kalorien

Abendessen mit 200 Kalorien

Zwischenmahlzeiten mit 100 Kalorien

Brigitte-Themen als Brigitte-Bücher

Naturheilweisen
vorbeugen – helfen – heilen
Von Renate Scholz und
Margaret Minker
350 Seiten, 40 Zeichnungen

Schönheitsoperationen
Korrektur der Natur?
Entscheidungshilfen –
Operationsmethoden –
Alternativen
Von Margaret Minker und
Renate Scholz
352 Seiten, 26 Zeichnungen

Gymnastik
Von Ilse Döring
168 Seiten, 200 Zeichnungen

Fit & Schön
Bewegung, Entspannung,
Ernährung, Gesundheit
Von Karin Felix
240 Seiten, 235 Farbfotos,
35 Zeichnungen

Brigitte Diät
Von Helga Köster
200 Seiten, 50 Farbfotos

Brigitte Diät/2
Von Helga Köster
256 Seiten, 200 Farbfotos

Vollwert-Diät
Von Barbara Rias-Bucher
192 Seiten, 48 Farbfotos

Vollwert. Jeden Tag!
von Barbara Rias-Bucher
176 Seiten, 41 Farbfotos

Vollwert-Menüs
Von Barbara Rias-Bucher
160 Seiten, 48 Farbfotos

Fleischlos glücklich
Von Elisabeth Lange
160 Seiten, 29 Farbfotos

Kochen für die Klicke
144 Seiten,
16 farbige Fotoseiten

Frisch vom Balkon
Gemüse, Kräuter, Obst –
selbst angebaut
Von Erika Markmann
128 Seiten, 16 Farbseiten

Das mache ich selbst
Reparaturen zu Hause –
leichtgemacht
Von Walter Diem
160 Seiten mit
100 Zeichnungen

Puppenmode
Von J. Barthel und G. Heine
160 Seiten, 40 Farbfotos

Kinderfeste
Von G. Könemund
128 Seiten, durchgehend
vierfarbig illustriert

Kinder basteln
Von G. Könemund
128 Seiten, durchgehend
vierfarbig illustriert

Neues Nähen
Von Käthe Fischer und
Antje v. d. Heyde
144 Seiten, 30 Farbfotos,
300 Zeichnungen, Schnitt-
auflagepläne, Schnittbogen

Heiraten
Das genaue Drehbuch
für das schönste Fest
Ihres Lebens
Von Hannelore Krollpfeiffer
200 Seiten, 200 Farbfotos

wer hat schon flügel
Gedichte von Anne Steinwart
96 Seiten, 10 Fotos

Nicht aufzuhalten
Neue Gedichte von
Anne Steinwart
80 Seiten

Den Arm voller Blumen für euch
Gedichte, 96 Seiten

Weil es nichts Schöneres gibt
Liebesgedichte
96 Seiten, 20 Zeichnungen

Tränen ersatzlos gestrichen
Gedichte von Frauen
96 Seiten

Nähe ganz nahe Nähe
Gedichte vom Leben zu zweit
96 Seiten

Wir treffen uns morgen
Die schönsten Erzählungen
aus Brigitte
Paperback, 288 Seiten

Empfängnisverhütung
Von Angelika Blume
Paperback, 288 Seiten,
20 Zeichnungen

Die Regel
Von Angelika Blume und
Sylvia Schneider
Paperback, 256 Seiten,
8 Zeichnungen

Wechseljahre
Von Sylvia Schneider
Paperback, 288 Seiten

Als Kind mißbraucht
Von Angelika Gardiner-Sirtl
Paperback, 224 Seiten

Strategien für Frauen im Beruf
Von Janice LaRouche
und Regina Ryan
Paperback, 325 Seiten

Frauen machen sich selbständig
Von Erika Markmann
Paperback, 168 Seiten

Wenn Sie mich so fragen
Rosemarie von Zitzewitz gibt
Antworten auf Benimmfragen
Paperback, 192 Seiten

Das zweite Glück
Erfahrungen mit der
zweiten Partnerschaft
Von Andrea Kunsemüller
Paperback, 224 Seiten

Eine Familie bleiben
Das gemeinsame Sorgerecht –
ein neuer Weg
bei Ehescheidungen
Von Barbara Wilde
Paperback, 240 Seiten

Mit eigenen Augen sehen
Selbstliebe lernen
Körpergefühl verbessern
Ein Handbuch für Frauen
Von Margaret Minker
Paperback, 160 Seiten